Sebastian Lichtenberg & Brigitte Seidl

HOLISTIC PULSING

Rhythmische Bewegung für die Harmonie
von Körper und Geist

Sebastian Lichtenberg & Brigitte Seidl

HOLISTIC PULSING

Rhythmische Bewegung für die Harmonie
von Körper und Geist

crotona

Originalausgabe | 1. Auflage 2017

www.crotona.de

Druck: Ebner & Spiegel | Ulm

ISBN: 978-3-86191-082-4

Inhalt

Inhalt

Dank an

Tovi Browning, dass sie eine so wunderbar lebensspendende, körperbasierte Therapie hervorgebracht hat. Martina Högger, die mit ihrer umwerfenden, großzügigen Art andere begeistert und die Magie und Kraft von Holistic Pulsing an uns weitergegeben hat.

Vorwort

Ich lernte Holistic Pulsing kennen, als ich nach einer tieferen Verbindung mit mir selbst und meiner Umgebung suchte. Damals hatte ich Fragen, die nach einer Antwort verlangten. Ich suchte nach Gleichgewicht in meinem Leben, wollte das Leben und seine Zyklen besser verstehen und die universalen Kräfte von Liebe, Akzeptanz und Freiheit nutzen.

Am Anfang habe ich mich stark zu Reiki hingezogen gefühlt, das auf vielen verschiedenen Ebenen eine Heilung bewirken kann: Ich stellte fest, wie viele positive Veränderungen es hervorzubringen vermag, erlebte während der Sitzungen, wie sich meine Herzensenergie öffnete. Ich trat die Reise nach innen an, um der inneren Kraft zu begegnen, und lernte gleichzeitig, meinen Handlungen und Entscheidungen in der Außenwelt mehr zu vertrauen.

Ich setzte meine Lern- und Selbstentdeckungsreise fort und ging zu einer Erlebnis-Woche in eine der damals in der Schweiz gelegenen Schulen für alternative Therapien. Dort erlebte ich zum ersten Mal die gewaltige Energie von Holistic Pulsing – und seitdem weiß ich: Auch eine Sitzung von nur fünf Minuten kann eine unglaublich starke, dauerhafte Wirkung haben. Man spürt, wie die einzelnen „Teile“ zusammenkommen. Man erfährt einen Moment der Verbundenheit von Körper und Geist; und auch wenn der Moment wieder vergeht, lässt einen die Erinnerung daran nicht mehr los.

Es war diese Erfahrung von tiefer Verbindung mit dem Selbst und einem stillen, wortlosen Wissen, die mich auf meinem Weg inneren Wachstums weiterführte, so dass ich zuerst ein Anwender und später ein Lehrer von Holistic Pulsing wurde.

Mir wurde bewusst, wie viel Pulsing der Welt und den Menschen geben kann, gerade in unseren heutigen Zeit, wo wir immer bei anderen die Antwort suchen auf unsere Fragen und die Lösungen für unsere Leiden, Schmerzen und Verletzungen.

Mit Therapien wie Pulsing können wir die Tür zu unseren Gefühlen aufschließen. Sie eröffnen Zugang zu einem tieferen Wissen, zu Klarheit und dem Bewusstsein für das Potenzial und die Kraft, die in den Körper eingesperrt sind. Ich möchte Sie gerne an meiner Reise teilhaben lassen, an dem, was ich bei der Anwendung der „sanften Wunder“ von Holistic Pulsing gelernt und verinnerlicht habe. Die Techniken des Pulsing werden stets weiterentwickelt, genau wie die Hilfsmittel, die in Sitzungen eingebaut werden, um mehr Bewusstsein und Veränderung zu erreichen. Holistic Pulsing ist im vollen Sinne des Wortes eine lebendige Therapie, die sowohl den Anwender als auch den Empfänger entspannt und lebendig macht. Dahinter steht die Überzeugung, dass es – wie im Leben auch – immer Veränderung, Bewegung und Zyklen geben muss. Das macht diese Therapie so spannend: Sie reflektiert die natürliche Welt, in der wir leben.

1.

Einführung in Holistic Pulsing

Seit Urzeiten schon wussten Heiler und Schamanen um die Heilkräfte, die Zyklen und die Rhythmen der Natur. Sie wussten auch, dass die Welt um sie herum in ständiger Bewegung und Veränderung begriffen ist.

Dieses Verständnis für die Muster und Rhythmen, die den Dingen der Welt innewohnen, galt ihnen als heiliges Wissen. Es war wichtig, im Einklang mit der Natur und ihren Zyklen zu leben.

Die alten, traditionellen Heiler arbeiteten wirklich ganzheitlich. Sie verstanden die heilenden Kräfte von Rhythmus und Bewegung und ihre Bedeutung für das Bewusstsein. Sie wussten auch, dass Bewegung Blockaden aller Art – physische, mentale, emotionale oder spirituelle – beseitigen kann.

In den meisten alten Kulturen waren rhythmische Bewegung und Tanz ein integraler Bestandteil des Zusammenlebens. Schamanen (Medizinmänner) nutzten Bewegung als Teil der Rituale, mit denen Menschen von körperlichen oder seelischen Leiden geheilt wurden.

Es gibt eine alte chinesische Heilmethode, die Druck auf bestimmte Punkte, Vibrationen, Wiegen und Pulsing einsetzt, damit die Energie freier entlang den Kanälen (den Meridianen) des Körpers fließen kann.

Diese Methode wird auch heute noch angewendet bei chronischer Erschöpfung, Lethargie und arthritischen Schmerzen. Auch die Heiler im alten Ägypten wussten, dass Schmerzen und Krankheit aus energetischen Störungen entstehen, und stimulierten die Energiebahnen, damit Gleichgewicht und Gesundheit wiederhergestellt werden.

Heute ist wissenschaftlich belegt, dass diese Heilungen von Endorphinen, den bei Bewegung vermehrt ausgestoßenen Neurotransmittern, herbeigeführt werden.

Endorphine sind die vom Gehirn produzierten chemischen Stoffe, die Wohlbefinden signalisieren und Glücksgefühle hervorrufen. Sie sind außerdem körpereigene Schmerzmittel.

Endorphine erhöhen den Blutkreislauf und bauen Stress, Verspannungen und Verkrampfungen ab, die sich an einzelnen Körperstellen angesammelt haben.

Wer diesen Zustand bei der Suche nach Wachstum und Selbsterneuerung erreicht, beginnt sich selbst zu heilen: Durch das Entdecken neuer Gefühle und die Freiheit, sich ohne Blockaden ganz durch den Körper auszudrücken.

Auch heute noch ist Bewegung ein unverzichtbarer Teil vieler Heiltraditionen und -praktiken überall auf der Welt. Durch Bewegung können tiefgreifende Veränderungen erreicht werden. Der Suchende erschließt sich damit eigene innere Ressourcen: Natürliches, angeborenes Wissen, Weisheit und Selbstheilungskräfte. Wenn man sich diese Tatsache zunutze macht, hat man viel mehr Möglichkeiten, Krankheit zu vermeiden und geistiges, körperliches und spirituelles Wohlbefinden zu erhalten.

Unser Körper ist von Natur aus auf Selbstheilung ausgelegt, aber Blockaden im Fluss der elektromagnetischen Energie verhindern Bewegung und Regeneration der Zellen. Ob die Blockaden nun emotionaler, mentaler oder spiritueller Art sind – durch Bewegung lassen sie sich leicht lösen, so als würde man Dämme einreißen. Die Energie kann wieder frei und ungehindert fließen. Als unschätzbare Ergänzung zu konventionellen Heilmethoden hilft die rhythmische Bewegung des Holistic Pulsing dabei, die Energieblockaden im Körper abzubauen und Effekte von Stress zu reduzieren. Das Gleichgewicht wird wiederhergestellt, indem harmonisch mit der angeborenen Selbstheilungskraft zusammengearbeitet wird.

Man sollte stets in Erinnerung behalten, dass Stress und Krankheit dann entstehen, wenn nicht dem natürlichen Rhythmus gefolgt wird. Die Bewegung im Holistic Pulsing ist ein leichter und sanfter Weg, der uns zu natürlichem Gleichgewicht zurückführt.

Der von uns gewählte moderne Lebensstil und die Gesellschaft, in der wir leben, haben bei vielen von uns zu einem Bruch mit dem natürlichen Rhythmus, dem inneren Wissen und der Erdverbundenheit geführt.

Wir sind in unseren Wohnungen gefangen, in unseren Arbeitsstätten, im Auto auf der Straße. Wir sehen zu, wie unsere Kinder spielen, aber machen nicht mit. Wir gehen nicht mehr barfuß über das weiche Gras, gehen nicht mehr in den Regen hinaus oder am Fluß oder im Wald spazieren, um die kühle, frische Luft einzuatmen. Wir nehmen uns nicht die Zeit, einmal die Sonne aufgehen zu sehen oder einen schönen Sonnenuntergang zu genießen. Wir erlauben uns nicht, in Ruhe den Mond zu beobachten oder Blitz und Donner, wie sie ein Gewitter ankündigen. Wir haben vergessen, welches Obst und Gemüse die Jahreszeit gerade bietet.

Kein Wunder also, dass wir so unausgeglichen sind.

Im Bereich des Heilens, wo man auch schon manchmal von einem Extrem ins andere verfällt, kommen wir nun zum Glück in ein neues Zeitalter, in dem das natürliche Gleichgewicht in allem gesucht wird. Wir wollen ein Gleichgewicht zwischen Arbeit und Freizeit, mehr Zeit für die Familie und für uns selbst. Dabei bemerken wir, dass es die Kombination von konventionellen und alternativen Therapien ist, die unserem Körper gut tut.

Und wie macht man das, fragen Sie sich?

Indem wir auf unser Inneres hören und uns auf die Kommunikation zwischen Körper und Geist verlassen.

Es ist nie zu spät, den Kontakt aufzunehmen und unsere natürlichen inneren Ressourcen zu aktivieren. Durch Bewegung öffnen wir die Tür zu dem inneren Raum, den Körper und Geist bilden. Wir müssen lernen, tief in diesen Raum hineinzuhören, um in Verbindung zu kommen mit unserer innersten Intelligenz und unserem innersten Selbst, um es zu erforschen und zu entdecken.

Eine solche tiefere Offenheit und Verbundenheit hilft uns, wie einst den Menschen in alten Kulturen, uns der Wirkungen der Außenwelt auf unsere Energie und unsere Gefühle mehr bewusst zu werden. Dies ermöglicht **jedem von uns** ein heileres, sinnvolleres und weiseres Leben.

Mit Holistic Pulsing kann man Schicht für Schicht in die Tiefe gehen und Licht bringen in Bereiche des Unbewussten, die bisher unsere Gedanken und Handlungen bestimmt haben.

Es hilft uns, den Raum einer größeren Stille zu erreichen. Natürlich ist das zuerst vielleicht ein merkwürdiges Gefühl, besonders wenn man noch nie zuvor mit dieser inneren Stille in Berührung gekommen ist. So ist es auch eine Entdeckungsreise in das eigene Innere – man lernt sich selbst kennen.

Viel zu oft leben wir nur vom Kopf her, sind ständig am Planen und Denken, sind ständig unterwegs. Warum ist das für die meisten von uns so, dass wir die Tage ganz ausfüllen müssen, um nicht allein mit unseren Gedanken zu sein? Warum können wir nicht einfach nur da sein und sie zulassen?

Das Eintreten in die Stille hat eine tiefe, fast magische Wirkung; es führt zu einem Gefühl von Ganzheit, Einzigartigkeit und Selbsterkenntnis. Darin liegt der Schlüssel zu Selbstheilung und Selbstbestimmung.

Die Methode des Holistic Pulsing ist einfach, aber wirkungsmächtig. Zunächst einmal fühlt es sich einfach gut an und ist wohltuend entspannend für Körper und Geist.

Nach der ersten Sitzung ist man oft ganz durchdrungen von dem Gefühl, dass sich etwas Wesentliches verändert hat. Man konnte „in sich gehen" und zwischen Körper und Geist eine enge Verbindung herstellen. Holistic Pulsing bringt die Gefühle ins Gleichgewicht, entspannt den Geist und regeneriert den Körper.

Viele kommen zum Holistic Pulsing, weil sie gestresst sind, emotional blockiert oder weil sie an sich arbeiten wollen. Oder sie kommen einfach nur aus Neugier, weil es ihnen jemand empfohlen hat. Das Holistic Pulsing spricht für sich. Jede Erfahrung ist sehr persönlich, stark und tiefgreifend.

Man erlebt, wie sich bei der Person, die auf dem Tisch liegt, Verspannungen im Gesicht und im Körper lösen. Alte emotionale Verletzungen und Abwehrmechanismen können losgelassen werden. Dies geschieht manchmal auch unbewusst. Der Körper lügt nicht: Er verfügt über ein natürliches Wissen zur Selbstheilung.

Diese Fähigkeit des Körpers wird, wenn wir es zulassen, durch die angewendete Wiegebewegung gestärkt. Die festgehaltenen Gefühle, die Verkrampfung und die Anspannung lösen sich – und der Körper wird weicher, entspannter und ruhiger.

In Kapitel 11 finden Sie Vorschläge für Bewegungen, die helfen, diesen natürlichen Rhythmus des Körpers zu nutzen und den Prozess des Lösens und Loslassens in Gang zu setzen.

Wenn Sie bereit sind, nehmen Sie sich ein paar Minuten und bewegen Sie Ihren Körper in dem Rhythmus, der in den Übungen beschrieben ist. So können Sie einen Teil von Holistic Pulsing ganz einfach bei sich zu Hause entdecken.

2.

Bewegung

Damit blockierte Energie in Bewegung kommt, müssen wir uns bewegen: tanzen, wippen, wackeln, gleiten, uns bücken, drehen, wiegen.

Bewegung stärkt und entspannt den Körper.

Bewegung

Unser Körper ist eine dreidimensionale Karte unserer Gedanken, Gefühle und Biographie. Jedes nicht beachtete Gefühl wird als Verspannung im Körper eingelagert. Durch Schmerz oder das Gefühl, unfähig zu sein, etwas nicht wert zu sein, wird der Körper so jedes Mal geschwächt.

Gefühle und Gedanken sind Energie: Wenn wir an ihnen festhalten, dann stecken sie fest und verursachen Blockaden im Energiefluss. Sobald wir eine Blockade entwickeln, stellt sich eine Verkrampfung oder Verhärtung ein.

Eine solche Verhärtung lässt sich mit einem Damm vergleichen, der mitten in einem Fluss entsteht. Das Fließen der Energie wird gestört und das Gleichgewicht kippt.

Was wir essen, was wir trinken, was wir denken – kann alles den natürlichen Fluss der Energie aufhalten. Wir werden leblos und energielos und geraten in ein physisches und psychisches Ungleichgewicht.

Damit blockierte Energie in Bewegung kommt, müssen wir uns also bewegen: Bewegung schmiert die Gelenke, so werden wir nicht steif und können uns auch weiter ohne Schmerzen bewegen.

Seit Urzeiten …

Bewegung wurde schon seit Jahrtausenden zu heilenden und spirituellen Zwecken eingesetzt. Heutzutage gibt es viele Kurse für einen Einstieg in alternatives Tanzen: Chakra-, Kundalini-, Göttinnen- oder ekstatischen Tanz. Diese Art Tanz fördert die Selbstwahrnehmung, das Wohlbefinden und die Einheit von Körper und Geist. Das kann helfen, einen Zustand erweiterten Bewusstseins zu erreichen.

Das therapeutische Potenzial des Tanzes wurde nach dem Zweiten Weltkrieg genutzt: Traumatisierte oder psychisch kranke Soldaten machten Bewegungstherapien, die mit Theater und Musik arbeiteten.

Der Körper ist Ausdrucksmittel einer Kreativität, die ganz bei sich selbst ist. Wir nutzen dieses Mittel bei körperlichen oder seelischen Leiden: Indem wir so unsere physischen, emotionalen und spirituellen Aspekte zusammenbringen, finden wir Lösungen, bauen Stress ab und fördern die Heilung.

Wenn wir uns den natürlichen inneren Rhythmen wieder anpassen und mit ihnen arbeiten, können wir ganz neue Gefühle entdecken und eine Freiheit, die wir zuvor nicht kannten.

Schließlich wurden wir mit einem Instinkt für Bewegung geboren. Als Babys haben wir, bevor wir reden lernten, unsere Gefühle durch Bewegung ausgedrückt. Wir winkten mit den Armen oder strampelten mit den Beinen. Beim Spielen oder Tanzen ist die Körpersprache eines Kindes völlig entspannt, im freien Fluss und voller Ausdruck.

Als Erwachsene unterdrücken wir dann diese Art Bewegung. Aber warum eigentlich?

Bewegung im Holistic Pulsing

Die ständige Bewegung des Körpers beim Holistic Pulsing fördert Lockerheit und Entspanntheit. Wir wollen die Energie wieder in Fluss bringen, die Blockaden und Verspannungen lösen. Holistic Pulsing folgt unseren natürlichen Rhythmen und geht dabei Schicht um Schicht tiefer, bis wir auf der Quantenebene mit unserem Körper in Verbindung treten.

Bis hierher erweitern wir unsere Wahrnehmung, und hier finden wir dann auch die Heilung und Erweiterung von uns selbst. Wenn wir Pulsing empfangen, bewegen wir uns mit unserer Wahrnehmung durch die verschiedenen energetischen Ebenen. Dabei treffen wir natürlich auch auf Energieblockaden, Knoten aus Verspannungen, Unwohlsein und Widerstand.

Es mag uns nach Lachen oder Weinen zumute sein. Wir können Frieden oder Wut empfinden. Durch bewusste Wahrnehmung können wir hier verschlossene Erinnerungen öffnen und gestaute Energie lösen.

Das Pulsing lässt uns unsere Selbstbegrenzung erkennen, erforschen und überschreiten.

Im Holistic Pulsing können wir während einer Sitzung zwischen Körperwahrnehmung und anderen Zuständen mühelos hin und her wechseln. Es ist ein sanft helfendes Instrument, mit dem wir unsere Identität erforschen und erproben können. Es versetzt uns in unsere Mitte, in einen Zustand des Ganz-Seins.

Es ist ein Vorgang, der das Leben verändert. Ich konnte beobachten, dass viele Klienten das, was sie erlebten, niemals erwartet hatten.

Wir leben in einer modernen Welt voller Computertechnologie. Wir denken, analysieren und planen, und dieser kopfgesteuerte Alltag hinterlässt seine Spuren in unserem Leben. Wir sind nicht mehr geerdet, sind unserem Körper und unserem natürlichen Ich entfremdet.

Um wieder in Verbindung zu kommen mit unserem Körper, gibt es viele Wege: Visualisierung, Tanz, Bewegung, Atmung, Tagebücher – alles Mittel, um unser Inneres zu erkunden und unser kreatives Ich zu öffnen.

Während dieser kreativen Wahrnehmung sind wir motiviert und inspiriert: Wir hören, schmecken, berühren, wir lernen und sammeln Erfahrungen. Leben ist ein aktiver Prozess, etwas, an dem wir ständig weiterbauen, indem wir Erinnerungen bewahren, Wissen und Weisheit entfalten.

Bestimmte Bewegungsmuster haben auch eine Wirkung auf die Abläufe in unserem Körper. Schließlich ist der Bewegungsdrang das wichtigste körperliche Bedürfnis.

Wussten Sie, dass langsame Bewegungen der Hände in Verbindung mit langsamen, tiefen Atemzügen beruhigend wirken und Stress abbauen?

Bewegung stärkt und entspannt den Körper.

Nehmen Sie Ihren Körper einen Moment lang aufmerksam wahr

Merken Sie, wie Sie sich bewegen?
Fühlen Sie sich ungelenk und ungeschickt oder schweben Sie über den Boden?

Wie fühlt sich Ihr Körper an? Müde? Schwer? Oder fühlen Sie sich leicht und anmutig?

Nehmen Sie aufmerksam wahr, wie Sie stehen, sitzen, gehen, wie Sie laufen, tanzen, sich drehen und bücken. An unserem Körper spiegelt sich die Art, wie wir durchs Leben gehen und wie wir von anderen wahrgenommen werden.

Wenn wir unsere Vorstellungskraft und unsere Bewegungen einmal nicht mehr wie üblich begrenzen und einschränken, entsteht ein neuer Körper mit einem ungeheuren Reichtum an Ausdrucksmöglichkeiten.

Pulsing schafft einen wunderbaren, unverletzlichen Raum, in dem wir unsere Gefühle, unser Denken und unsere Körperwahrnehmung erforschen können. Es ist ein vollkommen natürlicher Raum, den man sehr gut mit dem Meer vergleichen kann – alles fließt, alles verändert sich.

Ebbe und Flut im Holistic Pulsing

Vielleicht ist der Bewegungsdrang unseres Körpers deshalb so stark, weil die Welt um uns herum ständig in Bewegung ist.

Jeder Moment in unserem Leben hat mit irgendeiner Bewegung oder Veränderung zu tun, und sei es auch so etwas Banales wie das Kommen und Gehen unseres Atems. In dem einen Moment dehnen sich unsere Lungen und halten die Luft, im nächsten ziehen sie sich zusammen und pressen die Luft hinaus. Es ist eine kleine Veränderung, derer sich kaum jemand bewusst ist.

Wir verändern uns alle ständig, innerlich und äußerlich. Ob es nun unsere Überzeugungen sind oder unsere Beziehungen, unser berufliches oder privates Leben, sie richten sich ständig neu aus. Manchmal sind diese Veränderungen sehr willkommen; und manchmal wird ihnen erbittert Widerstand geleistet. Man versucht, sie zu ignorieren oder hinauszuschieben.

Wir konnten in unserem Leben schon viele Veränderungen beobachten. Veränderung ist immer da. Sie ist natürlich. Wir sehen sie an den Jahreszeiten, am Mond, an Tag und Nacht, an den Gezeiten, am Wachsen eines Baumes, an Beziehungen – an uns selbst.

Wir ändern immer wieder die Ziele, die wir erreichen wollen, richten immer wieder unser Leben neu aus, um einen bestimmten Zustand, ein bestimmtes Ergebnis zu erreichen. Das haben wir schon als kleine Kinder gewusst.

Aber manchmal vergessen wir, dass Entscheidungen und Veränderungen eben natürliche Elemente unseres Lebens sind: Wir bleiben auf einer Stelle stehen, wollen nicht weitergehen und wollen nicht wachsen.

Holistic Pulsing betrachtet jeden Aspekt des Lebens, und ein Bereich, in dem wir oft Hilfe benötigen, sind Veränderungen. Im Allgemeinen wehren sich Menschen immer etwas gegen Veränderung. Dabei ist Veränderung einer der wichtigsten Faktoren, an dem wir unser Wachstum, unsere Entwicklung und die Fähigkeit, altes Wissen und alte Erfahrungen hinter uns zu lassen, ablesen können.

Aber manchmal halten wir einfach aus Gewohnheit an Dingen fest. Das können Gefühle oder Verletzungen sein, Bindungen, Vorurteile, negative Denkmuster oder irgendetwas anderes, das uns nichts mehr bringt. Je länger wir an diesen Gefühlen oder Gedanken festhalten, um so mehr versteift sich unser Körper.

Nehmen Sie sich etwas Zeit, um über folgende Fragen nachzudenken:

Helfen Sie Menschen immer? Nehmen Sie Hilfe von anderen an? Werden Sie Hilfe annehmen?

Stellen Sie Ihre Zeit immer großzügig anderen zur Verfügung, sind aber manchmal frustriert und wütend, dass niemand für Sie Zeit hat? Müssen Sie immer die Kontrolle über eine Situation behalten? Haben Sie den Eindruck, dass Sie Menschen nicht vertrauen können, weil Sie enttäuscht oder verraten wurden?

Glauben Sie an den Satz: „Geben ist seliger denn Nehmen?“

Haben Sie eine Arbeit, die Sicherheit, aber keine Erfüllung und Zufriedenheit bietet?

Leider sind wir darauf konditioniert, uns gegen alles zu wehren, was unsere unbewussten Fühl-, Denk- und Verhaltensmuster aufbricht. Aber es ist gut zu wissen, dass Bewegungstherapien wie das Holistic Pulsing uns bei der Erforschung dieser negativen Muster helfen können und uns die Entscheidung für dauerhafte positive Veränderungen ermöglichen. Im Holistic Pulsing wird dies in einer Sitzung so praktiziert, dass man den Klienten sanft von einer Wahrnehmungsebene zur anderen übergehen lässt, um die Wahrnehmung dann sanft zu Gefühlen und Verspannungen an verschiedenen Körperstellen hinzulenken.

Dieser Prozess kann weiter unterstützt werden durch einfache Fragen wie: *„Was nehmen Sie gerade in Ihrem Körper wahr?“* oder *„Wenn das Bein einen Laut von sich geben könnte, wie würde es sich anhören?“*

Aufmerksame Wahrnehmung und das Gespräch sind wichtige Instrumente, um mit dem Körpersinn in Kontakt zu kommen, die im Körper festsitzenden Gefühle zu erkunden und die Logik dahinter vorsichtig aufzudecken. Aha-Erlebnisse bei Klienten sind häufig.

Wir entwickeln uns, passen uns an, treffen richtige und falsche Entscheidungen. Auf einer tieferen Ebene wissen wir, dass auf Entscheidungen Veränderungen folgen, die wiederum Wachstum ermöglichen, so dass wir unser ganzes Potenzial verwirklichen können.

Wir können im Leben das, was wir wollen, nur dann erreichen, wenn wir uns der universalen Zyklen der Veränderung bewusst werden und sie auf unsere verschiedenen Lebensbereiche übertragen.

Auch in einem Samenkorn steckt das kreative Potenzial, sich an die ständigen Veränderungen der Welt anzupassen – warum sollten also nicht auch wir die Veränderungen in unserem Leben gelassen akzeptieren und uns anpassen können?

3.

Die Geschichte und die Vorteile von Holistic Pulsing

Zwar wurde schon seit ältester Zeit Bewegung als Heilmittel eingesetzt, aber Holistic Pulsing ist eine relativ neue Behandlungsform. Die Osteopathin Tovi Browning entwickelte das Holistic Pulsing in den Achtzigerjahren in Neuseeland.

In dieser Behandlungsmethode vereinten sich verschiedene Einflüsse: Körperarbeit nach Reich, bioenergetische Techniken von Alexander Lowen, die Grundsätze des Längens und Weitens von Mathias Alexander sowie Tragers Arbeit mit Rhythmus und Untersuchungen zum Körper-Geist-Verhältnis.

Diese Einflüsse aus westlichen Lehren zur menschlichen Entwicklung werden ergänzt von den wichtigsten Lehren des Ostens; Pulsing lässt sich zum Beispiel auch in Tibet und auf Hawaii finden.

Während der Arbeit in ihrem Heimatland Israel entwickelte Tovi Browning sowohl die Philosophie als auch die Technik des Pulsing weiter. Der Schwerpunkt lag hierbei besonders auf der Arbeit mit auffälligen Jugendlichen, Drogenabhängigen, Parkinson-Patienten, Missbrauchsopfern und autistischen Kindern.

Die Vorteile

Jede Person spricht ganz unterschiedlich auf Holistic Pulsing an. Die Wirkungen einer Sitzung lassen sich daher schwer festlegen. Viele berichten aber übereinstimmend, dass es sich das erste Mal ungewöhnlich anfühlt, und sie sind überrascht von der Tiefe der Entspannung, der Erkenntnisse und der Gefühle, die sich einstellen.

Als Therapeutin und Lehrerin habe ich zum Beispiel oft gehört: „Das war unglaublich! So etwas habe ich ganz sicher nicht erwartet."

„Die Farben sind viel intensiver."
„Ich fühle mich viel größer, als hätte man mich gestreckt."
„Ich fühle mich so lebendig, es kribbelt in meinem ganzen Körper."
„Ich habe einen ganz neuen Blick auf meine Probleme … ich habe den Abstand gewonnen, den ich gebraucht habe, um eine Lösung zu finden. Danke!"
„Mein Knie fühlt sich wie befreit an, es tut nicht mehr weh."
„Ich fühlte mich so sicher und geborgen."
„Mir wurde klar, dass ich nicht vollkommen ehrlich war, wenn ich etwas sagte, obwohl ich dachte, dass ich eigentlich schon zu viel sagte."

„Vorher habe ich so eine große Traurigkeit gefühlt, aber jetzt fühle ich mich viel leichter und glücklicher, als ob etwas Schweres von mir genommen wurde … aber was?“ – „Ich weiß es nicht.“

Die Kommentare sind zahllos und vielfältig.

Man muss verstehen, dass es bei Holistic Pulsing und ähnlichen alternativen Therapien nicht darum geht, nur den Körper zu heilen, sondern den ganzen Menschen. Es ist ein Weg der Selbsterkenntnis. Es geht darum, sich kennenzulernen und all die selbstbegrenzenden und negativen Gedanken und Überzeugungen, die man mit sich herumträgt, zu bearbeiten und zu beseitigen.

Die Bewegungen helfen uns, im Zustand der Verarbeitung schmerzhafter Gefühle zu verweilen, bevor diese sich im Körper ausbreiten und uns krank machen.

Das übergeordnete Ziel von Holistic Pulsing ist es, bestmögliche Bedingungen zu schaffen, damit wir ein gesundes und heiles Leben führen können und uns wohlfühlen. Der größte Vorteil ist, dass man nichts von sich preisgeben muss, da der Körper schon über alles Notwendige zur Selbstheilung verfügt. Es ist schließlich diese Fähigkeit, die alle anderen Systeme des Körpers funktionieren lässt, wie das Verdauungssystem, den Kreislauf und das Nervensystem. Ihr Zusammenspiel stellt wieder Gleichgewicht und Ganzheit her.

Für den Anwender ist Pulsing ein wunderbarer wechselseitiger Vorgang. Die wiegende Bewegung, die der Empfänger spürt, wird genauso vom Anwender erfahren, da beide zusammen sich konstant in Bewegung befinden.

Der Anwender kann sich bestimmter Themen seines eigenen Körpers bewusst werden, wenn er eine Anspannung oder das Anhalten des Atems wahrnimmt. Wenn diese Blockaden verarbeitet und gelöst sind, kann er leicht wieder in den fließenden, natürlichen Rhythmus der Bewegung zurückkommen.

Im Vergleich zu manchen anderen Therapien ist Holistic Pulsing leicht anzuwenden.

Ein weiterer wichtiger Vorteil von Holistic Pulsing: Durch die in einer Sitzung ausgeführten Bewegungen werden die Zellen des Körpers besser mit Sauerstoff versorgt.

Ein schwacher Blutkreislauf ist bei vielen Krankheiten ein Faktor, und durch Pulsing verbessert er sich wie von selbst. Unzureichende Sauerstoffzufuhr kann der Grund sein für eine Schwäche des Immunsystems, für Herzprobleme, Schlaf- und Atemstörungen, depressive Zustände und Angstzustände, Kopfschmerzen, Erschöpfung, Nackenschmerzen, Kurzatmigkeit – die Liste könnte lange fortgeführt werden.

Die sanfte, rhythmische Bewegung verbessert die Sauerstoffzufuhr und wirkt so auf sanfte, nicht-invasive Art belebend und wohltuend.

Darüber hinaus kann eine Sitzung mit Holistic Pulsing noch weiteren Nutzen bieten:

- Tiefenentspannung
- Abbau von Stress und Verspannungen
- Linderung von Schmerzen

- Entschlackung
- Schnellere Genesung nach Unfall und Verletzung
- Verbesserung der Atmung und mehr Energie
- Bessere Dehnbarkeit und Gelenkigkeit
- Größere Beweglichkeit
- Lösen traumatischer Erlebnisse
- Heilung nach sexuellem Missbrauch
- Verbesserte Selbstwahrnehmung
- Erhöhtes Bewusstsein
- Empfänglichkeit für Bilder und Anregungen aus dem Unbewussten
- Wahrnehmung der inneren Göttlichkeit
- Verbesserte Fähigkeit, Freude und Leichtigkeit zu empfinden
- Stärkeres Wohlbefinden
- Erkennen selbstschädigender Bewegungsmuster
- Vermitteln von Geborgenheit durch Berührung
- Entwicklung des Bewegungssinns – wie beim Tanzen
- Wo immer es um Schmerzen geht, bietet Holistic Pulsing die sanfteste Methode, die Heilkraft des Körpers an die richtige Stelle fließen zu lassen, und beschleunigt so den Genesungsprozess sowohl in chronischen als auch in bestimmten akuten Fällen.

Es lässt sich wirksam anwenden bei Verletzungen, die das Bewegen des Verletzten noch in bestimmtem Maße erlauben, und ist absolut wichtig, um nach dem Ausheilen einer Verletzung steife Gelenke wieder zu bewegen und anzuregen.

Fallstudien

Bei Irene, einer älteren Dame, war Parkinson diagnostiziert worden. Sie wollte nicht mehr auf regelmäßige Holistic Pulsing-Sitzungen verzichten, da sie das Gefühl hatte, in der Woche nach einer Sitzung viel leichter zurechtzukommen.

Wir begannen immer mit der sanften Wiegebewegung des Pulsing und arbeiteten uns dann weiter am Körper entlang. Irene mochte besonders die sogenannte doppelte Fußdehnung in Rückenlage: Hierbei legt der Therapeut die Hände unter die Fersen des Empfängers, hebt die Füße an bei gleichzeitigem leichten Ziehen, während die Wiegebewegung stets weiter durchgeführt wird. Auch der ganze Rücken wird dabei wunderbar gedehnt.

Genauso mochte Irene das Gefühl, wenn ihre Arme gepulst wurden und hin- und herschwangen. Die Arme wurden hier durch rhythmisches Wiegen oder sanfte Stöße in Schwingungen versetzt. Diese Bewegung stellte sich ein auf das Zittern ihrer Arme und Hände, was Irene ein Gefühl des Zulassens und der Leichtigkeit schenkte und die unnatürlichen Bewegungen ihres Körpers zu einem Teil ihrer selbst machte.

Während dieser Sitzungen lösten sich allmählich bei Irene die Verspannungen der Muskeln – und der Schmerz ließ nach.

Das ist so schön am Holistic Pulsing, dass es gewissermaßen unter die Verspannungen gleitet und das Lösen der Spannung durch die sanften, rhythmischen Bewegungen wie von alleine geschieht.

Wenn Irene sich nach einer Sitzung aufsetzte, war ich jedes Mal erstaunt, welche Freude und Zufriedenheit in ihren Augen strahlte.

Sie ruhte vollkommen in ihrem Körper und ging voller Zuversicht in die nächste Woche.

Irene beschrieb uns immer, wie gut, wie gelöst sich ihr Körper anfühlte. Jede Sitzung erinnerte sie an ihre Kindheit, wie sie voller Gesundheit und Lebensenergie mit ihren Freunden herumlief und Fangen spielte.

Man kann sagen, dass es diese Erinnerungen waren, die die Verspannungen bei ihr lösten und ihrem Körper die damals gespürte Freiheit zurückbrachten. Das Pulsing hatte ihr den Raum innerer Stille geöffnet, wo sie diese schönen Erinnerungen wiederfinden konnte.

Der Schriftsteller Norman Cousins, der sich unermüdlich für Frieden in der Welt einsetzte, bemerkte einmal: „Nicht jede Krankheit kann besiegt werden, ... aber auch mit einer Krankheit gibt es immer die Möglichkeit, ein sinnvolles Leben zu führen, in dem auch Raum für Freude ist."

Aber nicht nur bei der Behandlung des Körpers, sondern auch dort, wo es um emotionale Heilung geht, ist Holistic Pulsing eine äußerst wertvolle Methode, ob nun akut, wie bei Panikattacken, oder bei chronischen Zuständen wie Depressionen und Beziehungsproblemen.

Sandra, eine junge Mutter, hatte zuvor mehrere Fehlgeburten. Sie war jetzt in der zwölften Woche ihrer dritten Schwangerschaft und schon etwas aufgeregt, bald das schwierige erste Trimester überwunden zu haben.

Sandra ist eine Freundin von mir, und ich besuchte sie damals, um einfach wieder einmal zu reden. Sie kam gerade aus dem Badezimmer mit Tränen in den Augen und sagte: „Es passiert schon wieder! Ich blute!" Sie machte sich riesige Sorgen und wurde immer unruhiger.

Da ich wusste, wie gut Holistic Pulsing wirkt, bat ich sie, es mich versuchen zu lassen, bis ihr Mann da war. Sie legte sich auf die Couch. Ich brachte sie mit Kissen und Decke in eine bequeme Seitenlange und begann mit dem Pulsing.

Diese Position vermittelt viel Geborgenheit. Die wiederholten kleinen Pulsing-Bewegungen vor und zurück entspannen fast wie eine Hypnose schnell den ganzen Körper. Die Atmung wird tiefer und findet wieder den natürlichen Rhythmus. Körper und Geist kommen zur Ruhe.

Sandra hatte keine Fehlgeburt. Sie hat jetzt eine bezaubernde Tochter, die liebend gerne Schabernack treibt und die größte Freude ihrer Eltern ist.

Kleine Kinder sind besonders empfänglich für Holistic Pulsing. Es kann zum Beispiel bei Tobsuchtsanfällen schnell beruhigend wirken oder bei körperlichem Unwohlsein helfen, etwa bei Bauchschmerzen und Fieber.

Pulsing aktiviert das Körpergedächtnis in unseren Zellen: Wir wurden in der Gebärmutter gewiegt, wo es weich und warm war, und die Erinnerung an diese Geborgenheit, an diese Harmonie kehrt zurück, wenn wir geschaukelt werden, ganz gleich, wie alt wir sind.

Auch für alte Menschen ist es sehr wertvoll, da die sanfte Bewegung die Gelenke „ölt" und geschmeidiger macht. Mit zunehmendem Alter stellen wir fest, dass wir nicht mehr so gelenkig wie früher sind, da Knochen, Muskeln und Gewebe abbauen. Wir atmen auch nicht mehr so tief, was wiederum Auswirkungen auf den Blutkreislauf und die Verteilung der Körperflüssigkeiten hat.

Holistic Pulsing kann die Behandlung von Ödemen (Wassereinlagerungen) unterstützen und ist in der Schwangerschaft ganz besonders nützlich und wertvoll: Es kann während der ganzen Zeit angewendet werden, ist ein herrliches Erlebnis für die Mutter und für das Kind ein wunderbarer, gesunder Start ins Leben.

Wie schon in der Geschichte von Sandra erwähnt, behandelt man Schwangere in der Seitenlage (Hochschwangere auf der linken Seite liegend). Diese Position gibt auch denen Halt und Geborgenheit, die stark erregt sind oder unter Schock stehen, bei Unfällen, Drogenentzug oder Depressionen.

Aber vielleicht das Allerbeste am Holistic Pulsinig ist: Man profitiert davon auch, wenn man kein körperliches oder seelisches Leiden hat!

Es ist ein hervorragender Weg, um sich selbst besser kennenzulernen und sich zu entwickeln. Im Laufe der Zeit wird sich mit

Hilfe der Forschung die Erkenntnis durchsetzen, dass man durchaus schon heilen kann, bevor Schmerzen da sind. Eine Behandlungsmethode wie Holistic Pulsing kann die Entwicklung hin zu natürlichen, sanften Heilformen beschleunigen.

Holistic Pulsing ist ein umfassendes, vollständiges System, es kann aber auch in Verbindung mit anderen Behandlungsformen eingesetzt werden. Unabhängig von Alter und Gesundheitszustand, hat es für jeden etwas Wertvolles zu bieten.

4.

Wie funktioniert Holistic Pulsing?

Bei der Methode des Holistic Pulsing wird eine konstante rhythmische Wiegebewegung auf verschiedene Körperstellen ausgeübt. Der Empfänger liegt voll angekleidet auf einer Massageliege. Die rhythmische Wiegebewegung setzt einen Reiz, der öffnet und weitet. So wird uns gleichzeitig auch unsere Tendenz bewusst, uns anzuspannen und zu verkrampfen.

Dieser kontinuierliche Rhythmus kann in einen Zustand tiefer meditativer Entspannung versetzen, in dem das ganze nervliche System entspannt ist und zur Ruhe kommt.

Die konstante Bewegung verstärkt das Fließen der Energie und somit auch die Blockaden. Bereiche, in denen der Energiefluss abbricht oder sich verändert, zeigen zumeist Verspannungen oder Blockierungen an, die durch ein Trauma, eine Verletzung oder manchmal sogar durch gewohnheitsmäßige Festhaltemuster bedingt sind.

Der Takt des Wiegens entspricht ungefähr der Pulsfrequenz eines Fötus mit 120 bis 160 Schlägen pro Minute. Dieser Bezug auf den

Fötus ist kein Zufall. Mit der Technik selbst – dem Wiegen – ist jeder von uns schon vertraut.

Wir wurden in der Gebärmutter bereits gewiegt – und es ist ein natürlicher Reflex, Babys zu trösten und zu beruhigen, indem man sie wiegt. Wir wiegen uns auch instinktiv, wenn wir körperliche und seelische Schmerzen empfinden.

Im Holistic Pulsing wird Widerstand – ob nun emotionaler oder körperlicher Art – stets respektiert. Wir sind der Ansicht, dass eine Blockade nichts Schlechtes ist. Wir sehen sie als eine Möglichkeit, um zu heilen. Die übergeordneten Ziele im Holistic Pulsing sind die Erweiterung unserer Wahrnehmung, die Entwicklung von Selbstakzeptanz und Selbstverantwortung und die Reintegration der ganzen Person.

Wir wollen mit der Leichtigkeit der Bewegung heilen, ganzwerden und genießen. Der Schwerpunkt liegt nicht darauf, bestimmte Probleme zu beheben.

Es geht darum, eine neue Herangehensweise an die Dinge zu lernen und ihre Funktion mit diesem Wissen neu zu betrachten.

Es ist eine wunderbare Gelegenheit, um bewusst wahrzunehmen, sich weiterzuentwickeln und zu verändern. Die Arbeit mit Holistic Pulsing als Medium für Veränderung und Entwicklung ist hochwirksam, ohne die Gefahr traumatischer Erlebnisse.

Es ist eine in der Tiefe heilende Behandlungsmethode, die zudem noch den Vorteil hat, sowohl für den Empfänger als auch für den Anwender schön und angenehm zu sein.

Holistic Pulsing bietet für jeden etwas und kann zu einer Vielzahl von Zwecken eingesetzt werden. Zum Beispiel bei Stress und Anspannung für Tiefenentspannung; und besonders gewinnbringend bei körperlichen Störungen, Schmerzen und Leiden, da es direkt an den Blockaden und Verspannungen im Körper ansetzt.

Durch die sanfte Wiegebewegung des Holistic Pulsing entspannt sich das Nervensystem und wird angeregt. Seine Funktionen werden so unterstützt und erweitert. Wer zu Hause oder im Büro mit dem Computer arbeitet und unter Verspannungen im Nacken, im Rücken und in den Schultern leidet, sollte am besten einfach eine Sitzung mit dem nächsten Holistic Pulsing-Anwender vereinbaren, um diese Stellen und den ganzen Körper wieder zu lockern und aufzurichten. So vertreibt man Stress und Anspannung: mit Leichtigkeit.

Das Rückgrat spielt eine bedeutende Rolle für die Gesundheit. Wenn die Ausrichtung des Rückgrats nicht mehr stimmt, wird man bald feststellen, dass nicht nur der Rücken, sondern der ganze Körper darunter leidet.

Durch regelmäßige Pulsing-Sitzungen und die sanfte Wiegebewegung wird der Rücken gestärkt und beweglicher gemacht. Oft stellen wir erst dann fest, wie wichtig der Rücken ist, wenn schon der ganze umgebende muskuläre Bereich schmerzt. Es ist also wichtig, den Rücken zu bewegen, ihn biegsam und geschmeidig zu erhalten. So fördert man am sichersten die Gesundheit des Nervensystems und besonders des Immunsystems.

Beim Pulsing wird der Körper leicht gewiegt und geschaukelt, wodurch das Rückgrat wellenförmig wie ein loses Seil bewegt wird. Es gibt kein hartes Drücken oder Stoßen oder eine Kraftanwendung der Hände, nur die sanfte Bewegung von einer Richtung in die andere. Gelegentlich wird etwas sanfter Druck ausgeübt, um unspezifische Schmerzen zu lindern.

Eine Klientin berichtete mir, dass ihr Chiropraktiker sehr beeindruckt war von den Ergebnissen der Pulsing-Sitzungen, mit denen sie an ihrem unteren Rücken arbeitete, und meinte: „Was auch immer Sie dafür tun, bleiben Sie dabei!"

Da sie an jenem Tag damals keinen Termin bei ihrem Chiropraktiker bekommen konnte, kam sie zu mir, in Tränen aufgelöst. Mit etwas sanftem Pulsing konnte ich die Schmerzen, unter denen sie litt, deutlich lindern.[1]

Die folgende Fallstudie beschreibt, wie Holistic Pulsing Herbert helfen konnte, der Schwierigkeiten hatte, seine Meinung zu äußern und akzeptiert zu werden.

Fallstudie

Nach einigen Sitzungen begannen wir, uns mit Herberts Gefühlen zu beschäftigen, dass er wertlos sei und niemand hören wolle, was er zu sagen habe. Ich pulste ihn gerade nahe an der Kehle (für diejenigen, die mit Chakra-Systemen vertraut sind: Es war das fünfte Chakra, das mit Kommunikation zusammenhängt und unserer Fähigkeit, unsere Interessen zu vertreten).

---

1 Vor einer Sitzung sollten Rückenprobleme mit einem Spezialisten besprochen werden.

Er musste stark schlucken: Er versuchte, ein starkes Gefühl zurück in den Körper zu schieben. Nach einem kurzen Gespräch, in dem ich ihn nach seinen Wahrnehmungen fragte, entschieden wir uns, es mit „Tönen" zu probieren, um einmal zu sehen, ob er sich sicher genug fühlte, sein Problem als Laut hervorzubringen. Als leises „Aaaaaarrr" beginnend, schwoll der Laut immer mehr an, bis er zu einem echten Schrei voller Wut und Frust wurde.

Kann man nachvollziehen, wie er sich fühlte?

Nach der Sitzung war er in Hochstimmung. Er hatte das Gefühl, endlich selbst bestimmen zu können, nicht mehr von anderen bestimmt zu werden. Er hatte sich entschlossen, seine Gefühle auszudrücken und loszulassen, und ich war da, um ihm zuzuhören und seinen Schmerz wahrzunehmen.

In der Nachbesprechung erklärte mir Herbert, dass er das Gefühl hatte, niemand wolle hören, was er zu sagen habe. Seine Ideen, was Musik, Familie und seinen persönlichen Lebensentwurf betraf, schluckte er lieber immer wieder herunter, obwohl er eigentlich herausschreien wollte: „Hört mir einmal zu! Ich habe etwas zu sagen; ich habe etwas zu geben."

All das hatte sich innerlich angestaut, bis er es an dem Tag damals freisetzen konnte. Ihm ist inzwischen klargeworden, dass er öfter seine Meinung aussprechen muss, ob ihm andere nun zustimmen oder nicht. Dies ist für ihn selbst wichtig und letztendlich auch für seine Gesundheit und sin Wohlbefinden.

Das Schöne an Holistic Pulsing ist, dass es dem Klienten zur Selbstbestimmung verhilft.

Man wird ermutigt, seinen Körper bewusst wahrzunehmen; und das heißt auch, zu lernen, Verantwortung zu übernehmen für Stellen des Körpers, die man abgelehnt hat oder die wahrzunehmen man sich nicht traute.

Es ist ein Lernprozess, aber am Ende weiß man, wie wichtig es ist, diese Stellen ernst zu nehmen und genau hinzusehen. Wenn einem Klienten bestimmte Themen oder Blockaden bewusstwerden, kann sich die körperliche Verspannung lösen, und die jahrelange Abwehr von bestimmten Dingen verschwindet.

Nicht alle Sitzungen verlaufen wie die zuletzt beschriebene in Herberts Fallstudie. Alle, die Holistic Pulsing bereits erlebt haben, sagen, dass es ein sehr angenehmer und entspannender Prozess ist.

Unangenehme Gefühle entstehen meist nur beim Lösen blockierter Energie und vergehen für gewöhnlich wieder. Die am häufigsten auftretende körperliche Reaktion sind Magengeräusche, da das gesamte nervliche System den neuen Energiefluss erst wieder integrieren muss.

Wenn bestimmte Gefühle für einen Klienten aktuell werden, ist der Anwender mit ganzer Person anwesend und für den Klienten da, der diese Gefühle erlebt. Er geht seinen Weg mit, ist vollkommen bei ihm und seiner Wahrnehmung und unterstützt ihn. Der Klient, der für diese Gefühle offen und bereit ist, sie zu akzeptieren und genau hinzusehen, wird dadurch mehr über sich selbst erfahren und sein Selbst stärken.

Diejenigen von uns, die im therapeutischen Bereich arbeiten, sind sehr oft darauf fixiert, etwas „in Ordnung zu bringen“, etwas für den Klienten besser erträglich zu machen. Aber dabei wird ja vorausgesetzt, dass etwas nicht in Ordnung ist, etwas am Klienten ungut, nicht gesund ist.

Aber tatsächlich werden diese Gefühle und Probleme ja deshalb zum Thema, weil sie so lange abgewehrt wurden oder so tief gehen, dass sie nun endlich erkannt und als Teil der Person akzeptiert werden wollen.

Welche Erfahrungen sind in einer Holistic Pulsing-Sitzung möglich?

Wenn unbewusste Ängste, Zweifel und andere Gefühle freigelegt werden, kann dies traurig, reizbar oder wütend machen. Diese Gefühle sollten einfach zugelassen werden und fließen können, denn sie werden aufgehoben in einem Zustand der Akzeptanz und Wertschätzung.

Dann wieder kann es sein, dass große Freude erlebt wird, dass man laut lacht oder einem vergessene Erinnerungen in den Sinn kommen. Auch eine Veränderung im Atemrhythmus kann bewusst werden, sogar ein Kribbeln kann man manchmal im ganzen Körper spüren, auch wenn man gerade nur mit einem bestimmten Körperteil arbeitet. Man fühlt sich freier und beweglicher, die Anspannung in den Muskeln löst sich.

Deshalb lautet die Einladung zu Beginn jeder Sitzung: Die Empfindungen im Körper ganz genau wahrzunehmen, die momentane Anspannung, den Raum unter Knöcheln, Knien, Rücken und Hals. Es ist eine Einladung, sich seines Körpers ganz bewusst zu werden. Viele Menschen machen die Erfahrung dieser besonderen Wahrnehmung nie. Sie nehmen sich gar nicht die Zeit für diese Wertschätzung des Körpers. Am Ende der Sitzung ist man wieder dazu eingeladen, sich seines Körpers und seiner Empfindungen bewusst zu werden. Der Unterschied mag klein sein, ist aber entscheidend.

Dies alles sind Anzeichen dafür, dass ein Prozess begonnen hat und der erste Schritt auf dem Weg zu Heilung und Wiederherstellung gemacht ist. Die Kraft von Holistic Pulsing liegt in der Sanftheit. Es ist eine sichere, nicht-invasive und unbedrohliche Behandlungsmethode, die es uns erlaubt, die Art Heilung zu bekommen, die wir brauchen; auf einem Weg, der angenehm und leicht ist, nicht steil und mit Schmerzen verbunden. Aus dem physikalischen Gesetz, dass jede Kraft eine gleichgroße entgegengesetzte Kraft erzeugt, folgt auch, dass dort, wo keine Kraft wirkt, auch kein Widerstand zu finden ist.

Bei dieser Entdeckungsreise in den Prozess der Heilung und den Zusammenhang von Körper und Seele wird man viele wertvolle Erkenntnisse sammeln. Im Grunde genommen ist Heilung, wie auch schon unsere Vorfahren wussten, die Anwendung natürlicher Gesetze, die Beachtung und Umsetzung natürlicher Prinzipien wie Bewegung, Gleichgewicht, Fließen, Veränderung und Anpassung.

Es geht darum, diese bewusste Wahrnehmung meiner selbst und meiner Umgebung zu kultivieren. Die Wirkung meines Geistes auf meinen Körper erhöht sich, wenn ich meine Denkmuster und Erinnerungen aufspüre, sie mir bewusst mache und lerne, sie loszulassen. So gewinne ich mehr Einfluss auf mein Leben, auf die Wechselwirkung zwischen Körper und Seele, und habe so letztendlich auch in größerem Maße meine Gesundheit selbst in der Hand.

Es ist ein Prozess der Selbsterkenntnis, größerer Selbstbestimmung und Selbstheilung, neben dem es kaum etwas Aufregenderes gibt.

5.

Die Verbindung von Körper und Geist

Holistic Pulsing ist eine Therapie sowohl des Körpers als auch des Geistes. In diesem Zusammenhang wollen wir uns die Wechselwirkung zwischen Körper und Geist genauer ansehen. Jede Seite beinflusst und reflektiert die andere. Körper-Geist-Therapien beschäftigen sich damit, wie Lebenserfahrungen im menschlichen Körper Gestalt annehmen. Diese Disziplin arbeitet mit den Gefühlen, Gedanken und Handlungen, die sich in jedem Aspekt unseres Lebens körperlich ausdrücken und verändern.

Wir nehmen die Welt aus einer körperlich-geistigen Perspektive wahr: Wir empfinden, fühlen, denken und haben Intuitionen. Stellen wir fest, dass gesprochene Worte und mitgeteilte Gefühle nicht zueinander passen, hinterfragen wir diese Inkonsistenz und reagieren darauf. Dies tun wir nicht mit dem Geist alleine, sondern mit dem Körper-Geist.

Unser Körper und unser Geist funktionieren als Teile eines zusammenhängenden Systems und befinden sich in ständiger Interaktion. Studien haben vor kurzem belegt, dass nur ein Teil der Erinnerungen im Bewusstseinsbereich des Gehirns gespeichert wird. Aber ältere, tiefergehende Informationen werden im Unterbewusstsein und im Körper gespeichert. In der Tiefe liegende Gefühle sind auch nur über das Unterbewusstsein oder den Körper zugänglich. Emotionale Heilung finden wir nicht durch das Gespräch allein (das wäre nur der Geist), sondern in der Kombination, in der Verbindung von Körper und Geist.

Der wahre Schlüssel zu unserer inneren Heilungskraft, um Gleichgewicht wiederherzustellen und Ganz-Sein zu erreichen, ist also die Kombination aus einer Körpertherapie wie Holistic Pulsing und einer Methode der Gesprächstherapie. Unser Körper teilt sich uns mit durch die Gefühle und Empfindungen, wohingegen unser Geist der Körpererfahrung eine Bedeutung gibt, indem den wahrgenommenen Gefühlen Worte oder Bilder zugeordnet werden.

Der Körper versorgt den Geist immer wieder neu mit Wünschen und Überzeugungen, die aus dem Unterbewusstsein kommen.

Indem wir mit Körper und Geist gleichzeitig arbeiten, schaffen wir günstige Voraussetzungen für unbewusste Gefühle und Überzeugungen, an die Oberfläche zu kommen.

In unseren Körpern stecken die Muster für unsere Erfahrungen, angefangen bei der Selbstbegrenzung, die wir uns seit der Kindheit auferlegt haben, bis hin zur vollen Erweiterung all unserer Möglichkeiten. Die Sprache unseres Körpers ist, wenn sie richtig interpretiert und verstanden wird, äußerst lehrreich: Sie kann uns viele Erkenntnisse verschaffen über unsere wichtigsten Themen und die Überzeugungen, an denen wir am meisten festhalten. Wenn unsere sogenannten „einzelnen Bestandteile“ miteinander mehr in Verbindung stehen, können wir Entscheidungen treffen, die positiver für das Gleichgewicht in unserem Leben und für unser Wohlbefinden sind.

Es besteht jedoch auch die Gefahr, dass die Sprache des Körpers falsch verstanden wird.

Die Vermeidung schmerzhafter Gefühle ist oft gerade eine Hauptquelle unseres Schmerzes. In diesen Fällen kommt es zur „Körper-Geist-Spaltung". Wenn wir ein Gefühl blockieren oder das Ausdrücken eines Gefühls vermeiden, wird ein entsprechender Teil unseres Körpers in Mitleidenschaft gezogen, ob wir uns des Zusammenhangs bewusst sind oder nicht.

Unser Körper erlebt sowohl körperlichen als auch emotionalen Schmerz. Wer kann sich nicht erinnern an die Zeit als Kind, als wir mit schmerzhaften Gefühlen gar nicht umgehen konnten? (Wobei es uns heute als Erwachsenen oft noch genauso geht.) Wenn wir damals den Schmerz abwehren wollten, hielten wir instinktiv den Atem an. Was geschieht mit unserem Körper, wenn wir uns nicht trauen, das, was wir im Leben wollen, zu fühlen, zu zeigen oder auszusprechen? Wir schließen es in uns ein und unterbrechen dadurch das freie Fließen der Energie. So zwingen wir unseren Körper, das zu sagen, was der Geist nicht zulässt.

Das zeigt uns deutlich, dass Körper und Geist nicht zu trennen sind. Wir müssen der Sache nachgehen und die dem Problem zugrunde liegenden Themen und Überzeugungen klären. Unser Körper erzählt diese Geschichten durch Gesten, Haltung, Atem und die vielen anderen unbewussten Wege, auf denen wir uns ausdrücken.

So lässt etwa ein steifer Körper auf eine unnachgiebige und dogmatische Persönlichkeit schließen. In einem schmerzenden Körper können schmerzhafte, traumatische Emotionen eingeschlossen sein. In einem unbeweglichen, zusammengezogenen Körper kann Wut oder Angst stecken. Eine offene, gebefreudige Person wird meist einen gelenkigen, leicht biegsamen Körper haben.

Unser Körper weiß die Antworten. Wir müssen nur lernen, auf ihn zu hören. Wir erhalten von unserem Körper ständig Hinweise, die uns hoffentlich irgendwann dazu bringen, innezuhalten und zuzuhören. Dann müssen wir einfach nur offen sein, denn mehr bedarf es nicht, um die „Geheimsprache" zu verstehen.

Eine Landkarte des Körper-Geistes

Die Erkundung der Verbindung von Körper und Geist kann man mit einer Schatzsuche vergleichen. Wenn wir auf den Schatz stoßen, ist unsere Welt mit einem Mal unglaublich aufregend; es ist ein Gefühl von Freiheit und Reichtum, das wir noch nie zuvor hatten.

Wir wissen nun, dass unser Leben nie mehr so sein wird wie vorher, dass wir durch eine Tür gegangen sind, die uns in ein neues Leben führt.

Ich möchte im Folgenden ein einfaches Hilfsmittel vorstellen, das man als eine Karte bezeichnen kann. Mit ihr treten wir mit dem Körper-Geist in Verbindung, wodurch wir uns wohler fühlen und mehr Selbstbestimmung erreichen.

Der Körper hat die natürliche Kraft zur Selbstheilung. Er weiß, um welche Themen es geht. Vermutlich versucht er gerade in diesem Moment, mir etwas zu sagen. Es kann sein, dass ich gerade verschiedene Arten Schmerz an verschiedenen Stellen des Körpers verspüre. Vielleicht nehme ich auch tief in mir ein starkes Gefühl von Traurigkeit, Ängstlichkeit oder Unwohlsein wahr. Meine Aufgabe ist es, diesen verborgenen Schatz zu finden, der Leichtigkeit und Kraft verleiht, und zu lernen, auf die Sprache meines Körpers zu hören.

Man kann auf verschiedene Arten auf seinen Körper hören: Zum Beispiel einfach still dasitzen und aufmerksam die Empfindungen im Körper registrieren. Man kann Tagebuch führen und die Botschaft durch das Schreiben an den Tag kommen lassen. Man kann sich auch eine kurze Auszeit nehmen, um zu meditieren und zu visualisieren. Das ist die richtige Zeit für Holistic Pulsing, denn es sorgt dafür, dass wir uns ganz im Augenblick befinden. Es ermutigt uns, den Schmerz und das Unwohlsein wahrzunehmen, ohne uns in die Geschichte dahinter hineinzuziehen. Indem wir auf unseren Körper hören, erkennen wir, was die richtige Art Heilung für uns ist. Ich selbst habe das schon oft erfahren. Besonders vor zwei Jahren, als ich eine unerklärliche (zumindest konnte es kein Arzt erklären) Episode starker Schwindelgefühle durchlebte.

Fünf Tage lang lag ich im Bett und konnte mich nicht bewegen. Ich konnte nicht auf der Seite liegen und nicht aufstehen, ohne sofort wieder Übelkeit und Schwindel zu bekommen. Es war, als hätte ich einen Kater nach einer durchfeierten Nacht oder wäre schlimm seekrank, nur zehnmal schlimmer.

Die Ärzte gaben mir Spritzen und Tabletten. Mein Blutdruck wurde gemessen und Blutuntersuchungen gemacht, aber es konnte nichts gefunden werden. Es gab keine Probleme mit dem Mittelohr, keine Infektionen … alles war normal, bis auf die Schwindelgefühle. Am fünften Tag verschwanden sie plötzlich, und mir ging es wieder ganz normal. Ich lebte den Alltag wieder gänzlich ohne Symptome.

Aber während ich diese merkwürdigen Symptome zeigte, hatte ich eine Menge Zeit für die Kommunikation mit meinem Körper. Ich erforschte diese Empfindungen, nahm Verbindung zu meinem Körperwissen auf; und die Antworten, die ich erhielt, waren sehr aufschlussreich.

Damals hatte ich mir einfach viel zu viel aufgeladen: Ich arbeitete Teilzeit und freiberuflich und war außerdem noch Hausfrau und Mutter.

Kein Wunder, dass sich die Welt zu schnell für mich drehte, da ich kaum noch hinterherkam. Ich hatte keine Zeit mehr für mich. Kein Wunder, dass mein Körper mich angehalten hatte. Ich konnte erst einmal gar nichts mehr tun, weder lesen noch fernsehen, weder schreiben noch aus dem Haus gehen.

Alles stand still. Heute merke ich, dass der Schwindel, wenn ich mir wieder zu viel auflade, leicht zurückkommen kann. Seit dem ersten Mal, im Jahr 2008, ist er ein paar Mal wieder aufgetreten, wenn auch nicht so schlimm wie damals. Heute sehe ich es als frühes Warnsignal, dass ich mich wieder bremsen muss.

Auf den Körper zu hören, sollte man unbedingt lernen, wenn man wirklich gesund sein will.

Ich machte es in Form eines Dialogs mit meinem Körper: Das hilft mir, meines Körpers und meiner Gedanken bewusst zu werden und das Thema ganz aufzuarbeiten. Ich stelle mir dazu folgende Fragen und höre anschließend auf die Antworten:

- Welche Funktion hat der betreffende Körperteil?
- Was sind deine Stärken und Schwächen?
- Was ist es, das dir keine Ruhe lässt?
- Wo ist der Widerstand, die Begrenzung?
- Welche Gefühle halten die Muskeln mit ihrer Anspannung fest?

Wir bringen Licht ins Dunkel des bisher Verborgenen, indem wir diese Gefühle wahrnehmen und sie als Teil von uns akzeptieren, als Teil, ohne den wir nicht ganz wären.

- Was will dieser Teil deines Körpers dir in diesem Moment sagen?
- Wie fühlt er sich an?
- Traurig, glücklich oder frustriert?
- Was benötigt dieser Teil deines Körpers?

Man sollte nicht über die Antwort nachdenken, sondern einfach Gefühle, Bilder und Reaktionen ganz von selbst kommen lassen. Am Ende des Buches sind zwei Seiten zum Ausdrucken: Sie enthalten die Fragen des Körperdialogs und Platz für eigene Antworten. Diese Antworten sollten am besten durch die Körper-Karte ergänzt werden.

Wem diese Übung alleine schwierig erscheint, der kann eine Freundin oder einen Freund die Fragen stellen lassen. Die Antworten können dann im Gespräch gegeben oder aufgeschrieben werden. Die Antworten sollten nicht gewertet werden. Sie sollten fließen und vom Körper aufgenommen werden können. Man wird so vom Gefühl her erkennen, welche Antwort Wahrheit enthält.

Auf den Körper zu hören, kann, wie bereits gesagt, auch eine Antwort auf die Frage geben, welche Art Heilung oder Therapie man benötigt. Auf den folgenden Seiten habe ich einen Leitfaden zusammengestellt, der bei der Beantwortung der oben genannten Fragen helfen soll.

Übung zur Erfahrung des Körper-Geistes

Jedes Gefühl schüttet bestimmte Hormone im Körper aus. Wenn wir zulassen, dass manche Gefühle uns über einen längeren Zeitraum hinweg bestimmen, setzen sich diese Gefühle in unserer körperlichen und psychischen Verfassung fest – sie werden zu einem Teil von uns.

Die folgenden Übungen veranschaulichen die Wirkung von Gefühlen auf unseren Körper. Leider sind wir an diese Energien so sehr gewöhnt, dass wir leicht ihre negative Wirkung vergessen und sie einfach in unseren Körper stecken, wo sie sich früher oder später wieder manifestieren.

1. Schließe die Augen und stelle dir zwei Minuten lang vor, dass du unkontrollierte Wut fühlst. Achte darauf, was mit deinem Körper geschieht, solange du dieses Gefühl aufrechterhältst. Öffne deine Augen und schüttele dich, um das Gefühl wieder loszulassen.

2. Schließe erneut deine Augen und stelle dir vor, dass du grenzenlose Traurigkeit fühlst. Lasse es zu, dass du sie voll und ganz erfährst. Achte darauf, wie sie sich auf deinen Körper auswirkt. Öffne deine Augen nach zwei Minuten und schüttele dich, um das Gefühl wieder loszulassen.

3. Zum Abschluss: Schließe nochmals deine Augen und stelle dir überquellende, alles umfassende Freude vor. Fühle die Wärme und das Glück, und achte darauf, wie es sich auf deinen Körper auswirkt. Öffne deine Augen nach zwei Minuten und fahre fort in deinem Tagesablauf – mit einem Lächeln, wie ich hoffe.

Körperspaltungen

Wenn Schmerz oder Unwohlsein gespürt und das ignoriert oder übergangen wird, ohne die Geschichte verstehen zu wollen, die damit zusammenhängt, dann kann das auftreten, was wir eine *Körper-Geist-Spaltung* nennen.

Die *Körper-Geist-Spaltung* kann sich in Schmerzen oder in einer Krankheit manifestieren.

Wichtig ist, dass ganzheitliches Heilen immer versucht, die Ursache der Spaltung zu korrigieren, also die energetische Störung, nicht das körperliche Symptom. Die folgenden Grafiken sollen als Wegweiser dienen, um die Körper-Geist-Sprache und mögliche Spaltungen besser zu verstehen. Manchmal können schon einzelne Schlüsselwörter für bestimmte Körperstellen zum Verständnis für damit zusammenhängende Situationen, Gefühle und Themen führen.

Oberer Bereich

bewusst
offen
mitteilend
sichtbar
stärkend
spirituell
Himmel
Ausdruck

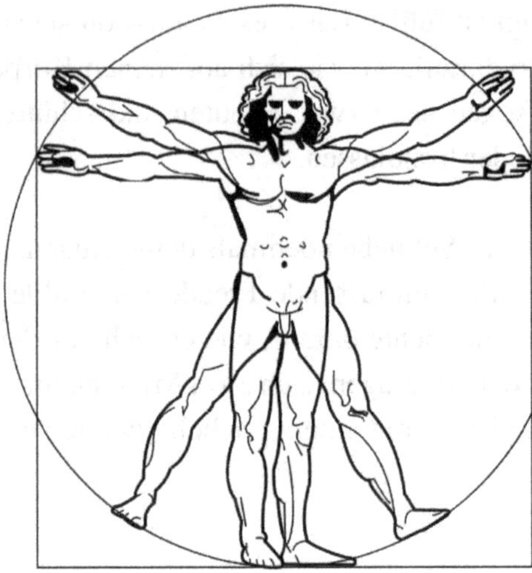

Unterer Bereich

unbewusst
privat
sexuelle Intimität
geerdet
nicht sichtbar
Fundament
Erde
tierisch/instinktiv
Natur/primitiv

Der **untere** Bereich des Körpers ist unser Fundament, unsere Erd-Verbundenheit, das, was uns vorwärtsbewegt. Er ist der Instinkt und der Teil, der uns die Erforschung der umgebenden Welt und das Spielen mit ihr ermöglicht. Die meisten haben vergessen, wie es ist, zu spielen und mit sich selbst und der Natur dabei eins zu sein. Der **obere** Teil des Körpers dagegen sind die spirituellen und andere höhere Überzeugungen; er besitzt eine deutliche, wohl ausgewogene Identität.

Er ermöglicht klare, unmissverständliche Kommunikation und Selbstausdruck. Wir können uns einmal fragen, ob wir mit anderen wirklich offen kommunizieren.

- Sind unsere Gedanken und Handlungen richtig geerdet und stimmig in Bezug auf die Resultate, die wir wahrnehmen?

- Nehmen wir uns Zeit, zu spielen und Spaß zu haben?
- Sind die Fundamente in unserem Leben stabil?

RECHTS
maskulin
dominant
Logik
machen
hart/massiv
Yang
nach außen
aktiv
gebend
machen

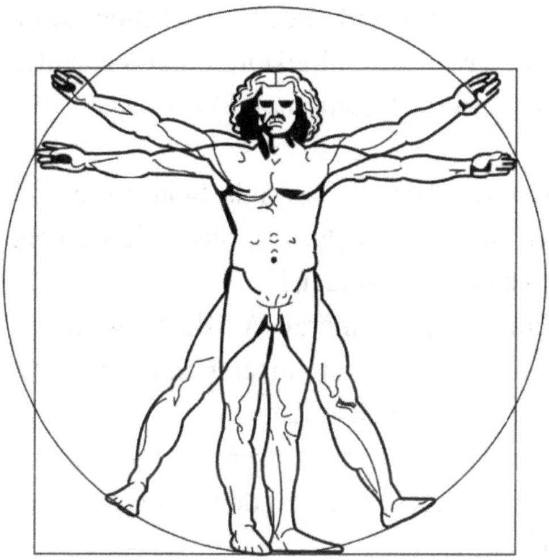

LINKS
feminin
intuitiv
kreativ
sein
sanft
Yin
nach innen
passiv
empfangend
fühlen

Unsere rechte Seite bezieht sich auf die äußere Welt der Arbeit, der Geschäfte und Aufgaben. Es geht um die Beziehung zur Welt um uns herum – unsere Gemeinschaft, die Gesetze und Macht allgemein und die Beziehungen zu uns selbst.

Stehen wir mit unseren Verantwortungen im Leben in Konflikt?

Was erwartet man von uns?

Was sind die Regeln, die uns die Gemeinschaft auferlegt hat, die wir selbst uns auferlegt haben?

Wie sind die Beziehungen zu den männlichen Personen in unserem Leben?

Unsere linke Seite ist die Fähigkeit, etwas anzunehmen und etwas aufzugeben, uns selbst und andere zu pflegen und zu versorgen. Hier liegen die kreativen Fähigkeiten und die sanfte Verbindung nach innen zu unserer Intuition und Weisheit.

- Lassen wir zu, dass die sensible Seite unseres Selbst durchscheint? Können wir zulassen, dass wir weinen, uns sorgen, pflegen und Gefühle zeigen?
- Sind wir mit unserer inneren Weisheit verbunden?
- Können wir entspannt mit unseren femininen Anteilen umgehen und Verletzlichkeit zeigen?
- Gibt es einen Konflikt mit unserer Fähigkeit zur Fürsorge?
- Wie sind die Beziehungen zu den weiblichen Personen in unserem Leben?

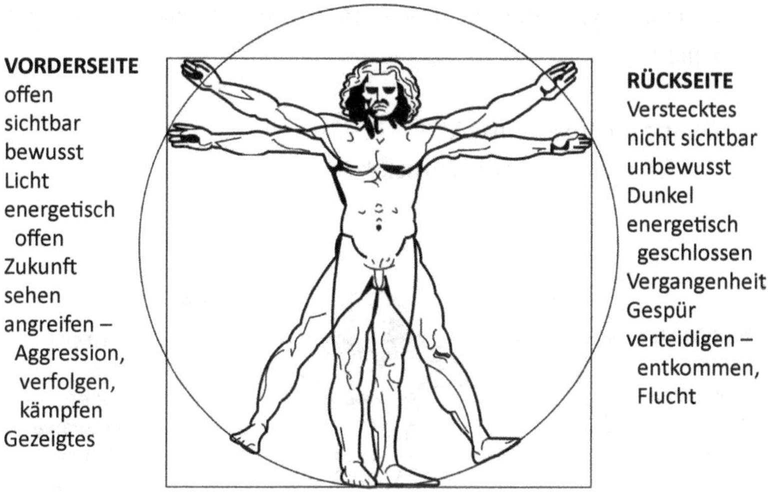

Die Vorderseite unseres Körpers ist meistens offen und freundlich. Sie ist der Teil von uns, um den man sich am meisten kümmert: Was wir anziehen, welche Masken wir aufsetzen, welches Gesicht wir der Welt zeigen.

Sie verkörpert unser Bild in der Öffentlichkeit, welches stark und kräftig oder schwach und zurückgezogen sein kann. Hier geht es um den Mut, das eigene Leben zu gestalten, mit Menschen umzugehen und geradewegs auf die Welt zuzugehen.

Bei der Rückseite geht es um Überleben und Verantwortung (man kann für seine Überzeugungen gerade-stehen und ein-stehen oder von der Last der Verantwortung gebeugt sein). Sie ist auch der Speicher vieler negativer Emotionen wie Wut, Abneigung, Schuld, Scham und Angst.

Hier laden wir alles ab, mit dem wir uns nicht beschäftigen möchten.

- Hältst du etwas zurück?
- Weichst du vor etwas zurück?

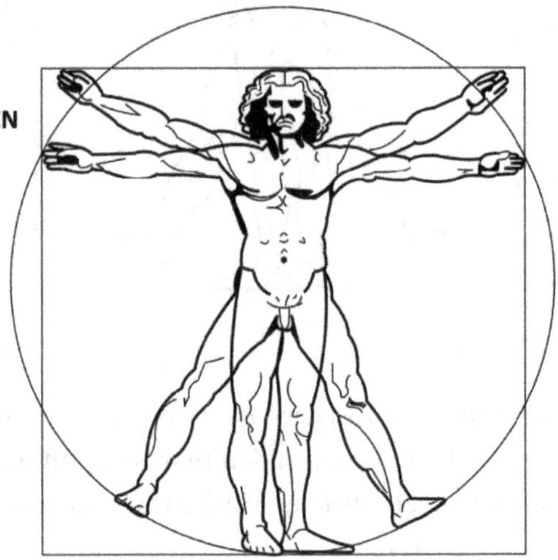

Bei unseren Gliedmaßen geht es um Machen und Ausdrücken. Wir sprechen mit unseren Händen. Wir geben, halten, umschließen mit unseren Armen. Bei den Armen geht es um das Machen, für andere und für uns selbst.

- Fällt es dir schwer, deine Gefühle zu zeigen oder auszudrücken, oder gibst du zu viel von dir preis?
- Wie ist es mit deiner Fähigkeit zur Kommunikation?
- Sind die Muskeln angespannt und hart, voller Wut, bereit zu verurteilen?
- Oder weich und beweglich, nachgiebig und fließend?

Beim Rumpf geht es ums Sein, um unseren Kern, den Schutz unseres Innersten.

Es ist unser intuitiver Teil, wo die sehr tiefen Gefühle sind. (Hier befindet sich ja auch unser Herz.)

- Bist du übermäßig empfindlich oder fällst du zu schnell Urteile?

- Bist du jemand, der gerne einfach nur dasitzt und im Moment lebt, oder jemand, der hinausgeht und aktiv ist?

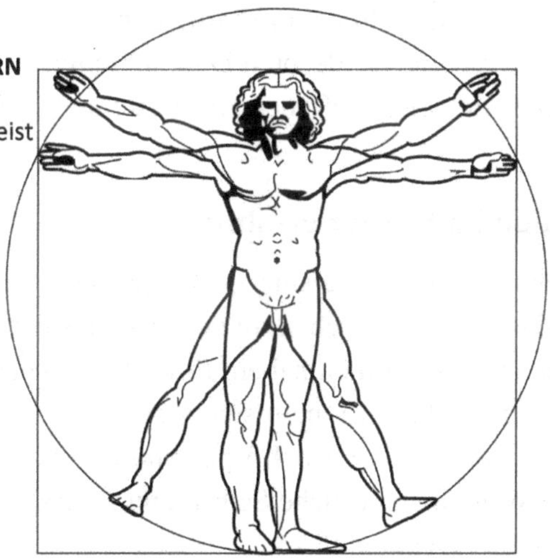

Der Kopf ist Mittelpunkt unseres Bewusstseins, der analytische Teil, der uns Erkenntnisse über die Welt um uns herum verschafft. Hier geht es darum, wie wir andere wahrnehmen und über sie urteilen. Es ist der Ort, an dem überlegt, nachgedacht, abgewogen wird: Die Vor- und Nachteile jeder Aufgabe werden bewertet, bevor eine Entscheidung getroffen wird. Während der Körper schnell zur Tat schreitet, möchte der Kopf immer denken.

Der Körper folgt Impulsen und Intuition. Für manche ist es eher eine beängstigende Vorstellung, dem Körper zu vertrauen: Viele haben das Gefühl, dass der Körper uns auch verraten kann.

Das Ziel von Holistic Pulsing ist es, alle Teile wieder so in einen Gleichtakt zu bringen, dass sie harmonisch zusammenwirken.

Wenn die Teile nicht miteinander im Takt sind, sind wir von der Energie eines Teils abgeschnitten – er kann keine Kraftquelle mehr für uns sein. Gemäß dem Zusammenhang von Körper und Geist führt das zu einer schlechten Durchblutung, zu Schmerzen oder Krankheit an der betroffenen Körperstelle.

Die Energien im Körper erfahren

Wenn wir durch Holistic Pulsing im Körper-Geist-System sind, haben wir Zugang zu Bereichen, in denen sich Stress, Krankheit oder Spannung angesammelt haben. Ein solches Thema bewusst wahrzunehmen, heißt, dass man schon beginnt, es zu verarbeiten. Die Verbindung zwischen Körper und Geist zu verbessern, ist der beste Weg, die natürliche Selbstheilungskraft des Körpers zu aktivieren und zu unterstützen.

Der Körper teilt uns mit, was er braucht. Er sagt uns, wann wir hungrig sind, durstig, müde, wütend, traurig und so weiter. Aber wenn der Körper krank wird, müssen wir auch sehen, dass es dafür einen berechtigten Grund gibt. Das meiste von dem, was wir Krankheiten nennen, sind im Grunde gesunde Reaktionen auf ungesunde Situationen. (Hier zeigt sich wieder einmal der Zusammenhang zwischen Körper und Geist.)

Wenn wir nicht genau hinhören und nicht durch bewusste Wahrnehmung bei unserem Körper sind, kann viel schieflaufen.

Wenn wir schon den Schaden haben, schädigen wir uns noch weiter, indem wir uns schlechtreden oder negativen Gedanken nachhängen. Dazu kommen noch die Fälle, in denen wir versuchen, ein Symptom loszuwerden, ohne zuvor den eigentlichen Grund dafür verstanden zu haben. Warum sind denn die Schmerzen im Kopf, im Nacken oder in den Schultern aufgetreten?

Dann kann es sein, dass wir uns am Ende nur um die Symptome kümmern – wodurch die Behandlung vielleicht mehr Schaden anrichtet als das ursprüngliche Leiden. Unser Innerstes muss sich dann zwangsläufig immer lauter und nachdrücklicher Gehör verschaffen.

Das Körper-Geist-System des Menschen

Alte Heilmethoden beruhen auf der Überzeugung, dass „der Körper der Schatten der Seele" ist. Schon Platon hat vor fast zweieinhalbtausend Jahren über den Zusammenhang von Körper und Geist gesagt:

Es sollte nicht versucht werden, den Körper ohne die Seele zu kurieren; darin liegt der Grund, warum den Ärzten Griechenlands die Heilung vieler Krankheiten unbekannt ist, weil sie nicht das Ganze betrachten.

Doch eben das muss auch untersucht werden. Denn es kann niemals ein Teil gesund sein, wenn das Ganze nicht gesund ist …

Wenn jemand möchte, dass sein Kopf geheilt werde, soll er dir zuerst die Seele anvertrauen und sie von Zaubersprüchen heilen lassen (Das könnte man heute verstehen als Psychotherapie, Beratung, Gesprächstherapie usw.), *denn das ist der große Irrtum unserer Zeit, dass die Ärzte bei der Behandlung des Körpers glauben, der Körper wäre von der Seele getrennt.*

PLATON: CHARMIDES

Wir würden es heute so ausdrücken: Was einen Teil des Körpers betrifft, hat Auswirkungen auf alle anderen. Auch wenn die Gesellschaft als Ganzes sich noch schwer damit tut, den Zusammenhang zwischen Bewusstsein, Geist und Körper metaphysisch einzuordnen und zu erkennen, welche Folgen sich daraus ergeben für Physiologie und Lebensführung:

Im Rahmen der natürlichen und alternativen Heilmethoden können die Heilenden heute intuitiv eine ganzheitliche Antwort auf die Bedürfnisse des Klienten finden, um Gleichgewicht und Gesundheit wiederherzustellen. Doch man muss der Wissenschaft danken, dass sie inzwischen begonnen hat, die Körper-Geist-Medizin als Forschungsgegenstand ernst zu nehmen und anzuerkennen. „Psychoneuroimmunologie“ ist ein Begriff, der von Dr. Robert Ader 1975 geprägt wurde. Er beruht auf der Annahme, dass es zwischen dem Denken eines Menschen und seiner allgemeinen Gesundheit einen Zusammenhang gibt.

Das wussten bereits alte Kulturen, und das wird heute von Therapeuten natürlicher Heilformen als grundlegend anerkannt. Psychoneuroimmunologie ist einer der jüngsten Bereiche in der Gesundheitsforschung. Die Ergebnisse deuten auf einen Zusammenhang hin zwischen Emotionen wie Angst, Wut und Zorn und der Stärke unseres Immunsystems.

Wenn diese Emotionen nicht angemessen ausgedrückt werden, entsteht ein Überschuss von Epinephrin, dem Stresshormon. Das führt zu einem chemischen Ungleichgewicht, welches das Immunsystem schwächt und für Krankheiten anfällig macht.

In der Medizin setzt sich allmählich die Einsicht durch, das viele Gesundheitsprobleme emotionale Ursachen haben. Zu diesen persönlichen Themen gehören unter anderem: Das Verhältnis zu den Eltern, der Umgang mit Problemen, in Schwierigkeiten zu sein, die Frage, wie wir unsere Zeit aufteilen oder was wir angehen sollten sowie unsere Reaktionen auf bestimmte Lebenssituationen, Menschen und Ereignisse.

Anders gesagt: Es geht um unser Verhältnis zu unserer Umgebung und zu uns selbst.

Es ist nicht so sehr das Problem, was in unserer Umgebung geschieht, sondern eher, wie wir darauf reagieren und antworten. Erst dadurch entsteht der Stress und der Schaden für unsere emotionale und psychische Gesundheit; denn Ereignisse sind zunächst einfach nur Ereignisse, und erst unser Denken interpretiert sie als belastend oder bedrohlich.

Das Heilen mit Körper-Geist-Therapien setzt deshalb an bei der Förderung körperlicher und geistiger Entspannung und bei besseren Strategien für den Umgang mit Stress. Eines der effektivsten Mittel, um wieder zum Gleichgewicht zu finden, ist es, eine Methode zu erlernen, um den Geist zu fokussieren, zu entspannen und loszulassen. Das kann durch Meditation geschehen oder durh eine der anderen natürlichen Therapien, die uns zur Verfügung stehen: Holistic Pulsing, HumanEnergetik, Geistiges Heilen, Reiki, Psychotherapie, Hypnotherapie oder Entspannungstherapie. Diese Therapien können uns helfen, den Stress in Stärke zu verwandeln, den Schmerz in Frieden, die Angst in Unbeschwertheit.

Sie alle sind praktische Wege für den Umgang mit Stress und helfen uns, schmerzhafte Gefühle zu verarbeiten, bevor sie uns krankmachen. Dabei gilt es, Unruhe so weit wie möglich zu senken und nicht zu versuchen, den Preis für die meisten Sorgen zu gewinnen sowie darum, unsere Fähigkeit zu Hoffnung und Optimismus neu zu entdecken

Wir sollten Stolperfallen zu Sprungbrettern machen und auch mitten in den unvermeidlichen Kämpfen und Herausforderungen des Lebens unsere innere Ruhe bewahren, unsere Heilkräfte mobilisieren und Krankheiten abwehren. Es geht darum, negatives und selbstschädigendes Denken hinter uns zu lassen, eine neue Ebene der Selbsterkenntnis zu erreichen und ein neues Gefühl für ein sinnvolles, erfülltes Leben zu erlangen.

Einfach gesagt: Durch negative Gedanken wie Angst, Wut, Sorgen, Abneigung, Neid oder Trauer fühlen wir uns auch schlecht. Diese negativen Gefühle lösen eine biologische Stressreaktion aus: Das Gehirn sendet an verschiedene Drüsen das Signal, Hormone auszuschütten, um auf die Bewältigung der drohenden Situation vorbereitet zu sein (die sogenannte „Kampf oder Flucht“-Reaktion).

Wird die Stressreaktion aktiviert, wird unser Immunsystem – das ja eigentlich verhindern sollte, dass wir krank werden – deaktiviert.

Wir denken also negative Gedanken und fühlen Stress; dadurch wird das Immunsystem abgeschaltet. Wir fühlen uns nicht nur schlecht, sondern werden auch für Krankheiten anfällig.

Es ist tatsächlich ein ganz einfacher Zusammenhang:

- **Negatives** Denken löst eine Stressreaktion aus, die das Immunsystem herunterfährt.

+ **Positives** Denken schaltet den Stress ab und regt das Immunsystem an.

Wie es also bei den großen Weisheitslehrern und denen, die gemäß dem Körper-Geist-System arbeiten, immer wieder heißt: Lerne, deine Gedanken zu meistern – und du wirst dein Leben meistern. In unseren Kursen zum Holistic Pulsing demonstrieren wir immer durch praktische Übungen diese Falle der Negativität: Wenn sie einmal in uns festsitzt, verursacht sie Verspannungen, Steifheit und in chronischen Fällen ernsthafte Krankheiten.

Wir müssen lernen, unsere Anspannungen und Sorgen loszulassen und stattdessen fürsorgliche, sanfte und positive Gedanken zu pflegen. Dann können wir wieder im natürlichen Rhythmus, zu dem sowohl Ebbe als auch Flut gehören, unser Leben fließen lassen. Ich höre schon den Einwand, dass das leicht gesagt ist. Aber es lohnt sich wirklich, einmal ernsthaft zu versuchen, öfter positiv zu denken. Warum probieren wir es nicht einmal aus? Schließlich haben wir nichts zu verlieren, sondern viel zu gewinnen, nämlich Gesundheit und eine positivere, glücklichere Lebenseinstellung.

Mit Holistic Pulsing hat man ein wirkungsvolles Mittel in der Hand, um sich selbst zu erkennen und zu heilen. Unsere Körper sind dafür gemacht, ohne Probleme zu funktionieren und sich leicht anzupassen, aber hektisches, stressreiches Leben kann vielerlei Reaktionen auslösen, zum Beispiel Kopf- und Muskelschmerzen, Erschöpfung, Schlaflosigkeit und Stress.

Die sanfte, rhythmische Bewegung des Pulsing, die dem natürlichen Takt des Körpers entspricht, heilt auf vielen Ebenen und stellt so ein natürliches Gleichgewicht der Schwingungen wieder her. Die Bewegung beruhigt den Geist und baut Stress ab. Sie öffnet den Körper, so dass er sich an den natürlichen, gesunden Zustand erinnert und seine Selbstheilungskräfte aktiviert werden.

Durch die Bewegung wird jeder Muskel, jedes Organ und jede Zelle im Körper auf sanfte Art therapeutisch massiert. Indem wir ermutigt werden, genau hinzuhören und die Signale des Körpers zu empfangen, erweitert sich unsere innere Wahrnehmung. So wird Kommunikation mit dem Körper-Geist-System möglich, das gestärkt aus diesem Prozess hervorgeht, und wir gewinnen mehr Selbstvertrauen und die Bereitschaft, die Dinge so, wie sie sind, zu akzeptieren.

6.

Die drei Grundelemente des Holistic Pulsing

Wir wissen bereits, dass Holistic Pulsing alle Teile von Körper und Geist wieder ins Gleichgewicht bringt. Drei Kernelemente machen dies möglich: Bewusste Wahrnehmung, Akzeptieren und wiedergewonnene Selbstbestimmung. Schon für sich alleine hat jedes dieser Elemente große Wirkung, wie im Folgenden gezeigt werden soll.

Bewusste Wahrnehmung ist ein Zustand der Beobachtung und des bewussten Daseins.

Ziel von Holistic Pulsing ist es unter anderem, diese Selbstwahrnehmung des Klienten in einer Sitzung zu unterstützen und ihn aufmerksam zu machen für die „Geschichten“ im Körper-Geist-System, also die gesammelten, in den Zellen gespeicherten Ereignisse und Einstellungen.

Die bewusste Wahrnehmung der Vorgänge im Körper unterstützt den Klienten dabei, die von ihm getroffenen Entscheidungen und seine eigene Rolle im Selbstheilungsprozess zu verstehen. Der

Anwender lenkt die bewusste Wahrnehmung des Klienten auf das Körpergeschehen mit der Frage, ob er irgendeine besondere Blockade fühle.

Akzeptieren heißt, uns so, wie wir sind, voll und ganz anzunehmen, ohne Wertungen, Kritik, Vorgaben, Erwartungsdruck oder Enttäuschungen.

Der Anwender unterstützt den Empfänger dabei, sich und seinen persönlichen Weg voll und ganz anzunehmen. Der Anwender soll möglichst bloß dabei sein und Unterstützung nur anbieten, wenn sie nötig ist. Starke Gefühle wie Wut oder Tränen können aufbrechen: Diese Gefühle sind in Ordnung, denn vom Pulser werden sie ohne Wertung voll und ganz akzeptiert.

Wiedergewonnene Selbstbestimmung heißt, die eigene Verantwortung für einen selbst, seinen Körper und sein Leben zu erkennen und anzunehmen.

Holistic Pulsing ist ein wechselseitiger Prozess, der jeden in die Lage versetzt, eigene Entscheidungen für Heilung und Leben zu treffen. Der Pulser fördert die Selbstverantwortung des Klienten, indem er ihm diese Verantwortung in keiner Weise abnimmt.

Wenn der Pulser diese Prinzipien lebt und vorlebt, kann sich der Klient einen persönlichen Raum schaffen, in dem die Verbindung mit sich selbst möglich wird. Dieser persönliche Raum, in dem alle Themen voll und ganz zugelassen und ohne Wertung akzeptiert werden können, macht Holistic Pulsing zu einer so besonders schönen, stärkenden Heilungsform, die Selbsterkenntnis und

Heilung fördert. Wir wollen uns nun diese drei Prinzipien etwas genauer ansehen.

Bewusste Wahrnehmung

Im Holistic Pulsing ist Bewusstwerdung wie ein plötzliches Erwachen, wie das Platzen eines Knotens: Dem Empfänger wird in diesem Moment der Grund für seine Verfassung klar.

Wenn der Empfänger sich einer Blockade im Körper bewusst wird, kann er dieses Thema genauer erforschen, indem er das Gespräch aufnimmt und nach den dahinterstehenden Bedürfnissen oder Wünschen fragt.

Der Klient kann die Gründe für seine Empfindung anerkennen und akzeptieren. An dieser Stelle gibt es die Möglichkeit, Selbstbestimmung zurückzugewinnen, indem der Klient die Entscheidung trifft, selbst etwas dafür zu tun.

Bewusstwerdung hat eine ganz außergewöhnlich heilende Kraft. Sie transformiert auch gesunde Anteile, nicht nur jene, die nicht gesund sind. Holistic Pulsing schafft einen sicheren Raum, in dem wir unsere Verteidigungsmechanismen ablegen und mehr von unserem wahren Wesen mitteilen können.

Die Mauern, die wir zu unserem Schutz errichten, können uns auch einschließen. Besonders dann, wenn wir keinen Menschen und keinen Ort haben, wo wir unsere Deckung auch einmal sinken lassen können. Wenn wir eine Empfindung oder eine Emotion leugnen und von uns abtrennen, bleibt sie in den körperlichen und geistigen Raum eingesperrt. Sie bewegt sich nicht mehr und wird zur Blockade. Sich dieser Blockade bewusst zu werden, ist schon für sich allein ein Vorgang mit starker Wirkung.

Wie kann man sich eine Blockade vorstellen?

Am besten vielleicht wie einen Damm, wo sich auf einer Seite die Energie angestaut hat. Es ist die sanfte Wiegebewegung des Holistic Pulsing, die diesen Damm durchbricht und Wellen durch den ganzen Körper schickt. Es ist die perfekte Gelegenheit, sich der Blockaden bewusst zu werden, also jener Bereiche, wo man auf Widerstand trifft und wo es keine Bewegungsfreiheit gibt. Durch Bewusstwerden kann die Blockade sanft gelöst und integriert werden. Die Geborgenheit schafft einen Raum, der während der Sitzungen manchmal zu dem einzigen sicheren Ort im Leben eines Menschen werden kann.

Zumindest an diesem Ort kann man für bestimmte Zeit die Schutz- und Abwehrmechanismen ausschalten und sich vollkommen frei fühlen. Blockaden trennen bestimmte Teile von uns ab. Sie nehmen uns die Ganzheit, die Vollständigkeit. Aber die Blockaden können uns auch etwas geben, etwas, das hinter ihnen liegt: ihr Gegenteil. Damit ist gemeint, dass sich hinter jeder Blockade viel Kraft und Lebensenergie angesammelt hat. Hinter Härte steckt Verletzlichkeit; hinter Kälte oder Gefühlsarmut steckt eine genauso große Fähigkeit, sehr stark zu fühlen; und hinter unseren größten Ängsten finden wir den größten Mut.

Welche Blockaden erkennst du in deinem Leben?

- Gibt es möglicherweise eine Ursache für diese Blockade?
- Etwas, was jemand zu dir gesagt hat?
- Haben die Worte oder das Verhalten dir Angst gemacht, dir das Gefühl gegeben, klein zu sein?
- Oder ist dir eine Blockade bewusst, die du spürst, von der du aber nicht weißt, was sie ausmacht und woher sie kommt?

Entwickele ein Gefühl dafür, wie stark du bist, und betrachte dann genauer die Gründe für deine Lebensblockaden. Darin liegt das Geheimnis, wie man Sinn in seinem Leben erkennt, und so bekommt man die Freiheit, sich weiterzuentwickeln. Mit jedem Bewusstwerden und Loslassen erweitert man seine Fähigkeit zur Selbstbestimmung.

Akzeptanz

Akzeptanz ist die Grundvoraussetzung für Selbsterkenntnis und Heilung. Viel zu lange haben wir nur über uns selbst und andere geurteilt, Forderungen gestellt und Gewalt ausgeübt. Es ist an der Zeit, dass wir Heilung nicht mehr durch Kraftanwendung zu erreichen suchen, sondern durch Sanftheit, Mitleid und uneingeschränkte Liebe.

Anwender von Holistic Pulsing akzeptieren uns voll und ganz so, wie wir sind, als die Person, die wir sind. Es wird nicht gewertet, es wird alles zugelassen. Dieses Wissen gibt uns die Möglichkeit, uns bewusst für eine positive Veränderung unseres Lebens zu entscheiden.

Wenn eine Blockade lokalisiert wurde, sollte man sich ihrer bewusst werden, sie anerkennen und voll und ganz akzeptieren. So können negative Körpermuster abgelegt werden, und die Rolle verändert sich vom fremdbestimmten Opfer zum selbstbestimmenden Sieger.

Der Körper ist ein Lager unserer Lebenserfahrungen, Gefühle, Erkenntnisse und unseres Wissens. Der Körper kann nicht lügen, sofern man nur genau hinhört. Er sendet Signale, dass etwas nicht in Ordnung ist, es irgendwo Schmerzen gibt, Verspannungen oder andere symptomatische Beschwerden.

Wie oft halten wir inne, um einfach nur darauf zu hören, was unser Körper uns gerade sagt? Der Körper ist ständig dabei, uns zu heilen, Zellen zu reparieren, Krankheiten und Infektionen abzuwehren. Er sorgt dafür, dass unser Herz schlägt und unsere Lungen weiter atmen. Er strebt immer die Homöostase an, ein Gleichgewicht.

Wir vertrauen unserem Körper nicht mehr und haben Angst, er könnte uns verraten. Deshalb wollen wir lieber nichts mit ihm zu tun haben und arbeiten stattdessen lieber mit dem Kopf und logischem Denken – und finden so noch mehr, was wir an unserem Körper auszusetzen haben.

Es wird uns gar nicht bewusst, dass wir uns so unserer Energie berauben, weil wir auf diese Weise Blockaden erzeugen.

Wir engen unseren Körper so ein, dass wir nicht mehr richtig tief atmen können. Wir beißen uns auf die Zunge – wir drücken unsere Bedürfnisse nicht aus, wollen nicht mit der Sprache heraus. Wir sind immer nett zu anderen und lachen, obwohl uns nach Weinen zumute ist. Wir kümmern uns um ihre Bedürfnisse, obwohl wir eigentlich jemanden benötigen, der sich um uns kümmert. Wir achten auf andere und vernachlässigen so uns selbst.

Wir machen uns dabei noch selbst Vorwürfe und stopfen den Körper voll mit negativen, unannehmbaren Haltungen, mit Schuld, Angst, Wut, Gereiztheit, Stress, Trauer, Verzweiflung und Depression.

Wohin geht die ganze Negativität? Sie wird in unserem Speicher, in unserem Körper eingelagert. Es ist also kein Wunder, dass der Körper laut nach Aufmerksamkeit und Zuwendung ruft. Es gibt eine Menge Bücher zu dem Thema des Zusammenhangs von Körper und Geist und den Einfluss auf unsere Gesundheit. Ich kann nur dringend empfehlen, sich einen Überblick zu verschaffen und sich weiter in diese Thematik einzulesen.

Erst wenn wir unseren Körper mit all dem, was er für uns tut, vollkommen akzeptieren, können wir ein Leben führen, das wirklich ausgegeglichen ist.

Unser Körper verdient Anerkennung für die Treue, Geduld und Mühe, die er für uns aufbringt. Doch was erhält er dafür zurück? Er wird ausgenutzt und schlecht behandelt.

Holistic Pulsing ist ein Weg, dem Körper die Liebe und Aufmerksamkeit zu schenken, derer er bedarf.

Es werden keine Forderungen gestellt, und es wird kein Zwang ausgeübt. Es werden nicht einmal Veränderungen erwartet. Es ist ein Prozess, in dem sich Bewusstwerdung, Erkenntnis und Selbstverständnis nach und nach von ganz alleine einstellen.

Holistic Pulsing zentriert und erdet den Körper. Wenn wir nicht zentriert und nicht im Gleichgewicht sind, ziehen wir Beschwerden, Krankheiten, Traumata und Leiden an.

Holistic Pulsing ist zwar eine sehr sanfte Methode, aber so stark, dass sie die tiefsten Ebenen unseres Geistes und Körpers erreicht. Es ist voller Liebe, Anerkennung und Aufmerksamkeit.

In dieser Sicherheit, gehalten, gewiegt und umsorgt zu werden – wie eine Mutter, die ihr Kind wiegt –, öffnet sich unser Körper und wird weich. Unser Atem wird tiefer, und es entstehen Momente vollständiger Stille und Meditation sowie genauso Augenblicke, in denen wir ermutigt werden, auf unseren Körper zu hören und alles anzunehmen, was er uns sagen wird.

Es ist ein Weg, der uns zu mehr Selbsterkenntnis und mehr Selbstakzeptanz führt.

Wiedergewonnene Selbstbestimmung

Wenn wir einmal zugelassen und akzeptiert haben, wer wir sind und wie wir sind, können wir spüren, wie die Energie wieder in unseren Körper zurückkehrt.

Diese Kraft heilt und versorgt uns, aber sie ist nur verfügbar, solange wir mit unserem ganzen Selbst in Einklang sind; zum Beispiel in den Momenten, wenn wir wissen, dass wir eine richtige Entscheidung getroffen haben, oder in solchen Momente, in denen unsere Haltung und unsere Stimme Selbstbewusstsein ausstrahlt.

Jedes Mal, wenn wir physisch oder psychisch verletzt werden, resultiert daraus eine energetische Blockade, die sich an verschiedenen Körperstellen festsetzen kann.

Es ist eine Art Rüstung, die Körper und Geist schmieden, um uns vor weiteren Verletzungen zu schützen. Durch Pulsing kann man diese Blockaden lösen, wodurch sich der Klient unmittelbar erleichtert fühlt und viel über sich selbst erfährt.

Wenn das Holistic Pulsing Ängste, Zweifel und andere starke Gefühle freilegt, kann es dadurch vorübergehend zu Reizbarkeit, Traurigkeit und Verärgerung kommen.

Das ist aber ein gutes Zeichen dafür, dass der Prozess in Gang gekommen ist. Es ist der erste Schritt zur Heilung des Herzens und zur Wiedererlangung der Kraft.

Nach einer Sitzung haben viele Menschen das Gefühl, das etwas tief drinnen erreicht wurde, das schon lange darauf gewartet hat, berührt und umsorgt zu werden. Die Veränderungen können tiefgreifend sein.

Die Kraft des Pulsing dringt durch den Klammergriff, in dem unser Denken unser Sein festhält. Das Ergebnis ist, dass man fühlen kann, wie die Entspannung sich von innen nach ganz außen ausbreitet, wie man wieder vollständig über sein Leben bestimmen kann.

Um die Verantwortung in vollem Umfang wiederzuerlangen, muss man zuerst erkennen, dass man immer die Wahl hat. Ob es dabei um eine Reaktion auf Ereignisse geht oder um Gefühle, Stimmungen oder andere Situationen: Man hat immer die Wahl.

Wir machen nun ein kleines Experiment.

Schaue dir in einem Spiegel direkt in die Augen und sage Folgendes mit Überzeugung:

„Ich bestimme und entscheide alles in meinem Leben!“

Was für ein Gefühl gibt dir das? Genau: Selbstbestimmung!
Oder macht es dir Angst? Ist es schwer, das wirklich zu glauben und zu akzeptieren?

Aber sicher! Die volle Verantwortung für das eigene Leben und *Er*-leben zu übernehmen, setzt sehr viel Mut voraus.

Aber man schafft es trotzdem: Mit dem Willen, sich weiterzuentwickeln, mit Akzeptanz und nicht nachlassender, uneingeschränkter Liebe zu sich selbst.

Mit der Zeit setzt sich die Erkenntnis durch, dass man wirklich selbst über alles im Leben bestimmt und entscheidet.

Wie stark diese drei Prinzipien im Zusammenspiel sind – Bewusstwerdung, Akzeptanz und Selbstbestimmung – kann man am besten kurz vor, während und nach einer Pulsing-Sitzung erleben.

Wenn man sie kennt, ist man offen für alles, was in einer Sitzung geschehen kann, und vermag so den maximalen Nutzen aus dem Pulsing zu ziehen.

Wenn ich weiß, was ich erwarten kann, verspanne und verschließe ich mich nicht – und wenn es doch so sein sollte, kann man durch **Bewusstwerdung** auch diesen Zustand akzeptieren.

Holistic Pulsing will nichts erzwingen. Auch die Verarbeitung eines Themas kann ich nicht erzwingen. Aber durch **Akzeptanz** kann ich **Selbstbestimmung** zurückgewinnen, durch das Wissen, dass ich es bin, der diese Blockaden zu lösen vermag, die mich einengen.

7.

Energieblockaden aufdecken

Wenn wir verletzt sind oder uns verletzlich fühlen, ist es nur menschlich, bei anderen Hilfe, Trost und Fürsorge zu suchen. Aber das Risiko besteht, dass wir unsere eigenen Möglichkeiten aufgeben und uns zu sehr auf andere verlassen, um uns Antworten zu liefern und zu beruhigen.

Aber ich habe als Person nichts davon, wenn mir andere die Antworten geben auf die Fragen zu meinem Leben – auf die Frage nach meiner Heilung.

Unser Körper hält alle Antworten bereit: Der wahre Weg führt also nach innen, zu dem Reichtum an Erfahrungen, die wir im Leben schon erworben haben.

Wir haben so die Möglichkeit, wieder die Kontrolle über unser Leben und unsere Gesundheit zu erlangen, indem wir in uns gehen, in Kontakt mit unserem Selbst kommen und durch positive Gedanken wieder zurück zur Selbstbestimmung finden.

Wir entdecken in uns eine Begabung, die wir schon von Anfang an hatten.

Letztendlich haben wir als Menschen das Ziel, autonom und unabhängig zu sein. Die Erfahrung, dass wir selbstschädigendes Denken und Fühlen überwinden können, beginnt unser Leben zu verwandeln in das Leben, das wir eigentlich wollen.

In einem der vorhergehenden Kapitel erwähnen wir, dass wir im Unterricht demonstrieren, wie sich verschiedene Energien und Blockaden im Körper manifestieren. Manchmal treten sie schon durch ein einfaches allgemeines Pulsing hervor oder durch die Art, wie sich ein Körperteil bewegt.

Es kann sein, dass beim Empfänger des Pulsings bestimmte Erinnerungen aufsteigen, zum Beispiel an ein bestimmtes Ereignis, ein Trauma, an Familie, Freunde, Schule oder Arbeit.

Diese Traumata müssen nicht noch einmal durchlebt werden. Sie kommen und gehen einfach. Bei der Zirkulation durch den Körper lösen sich diese Blockaden auf biochemischem Wege. Das Gehirn reagiert mit einem kurzen „Ach ja!“. Es wird kurz bewusst und verschwindet dann wieder. Die Heilung findet trotzdem statt, auch wenn man sich nicht erinnern kann. Die Blockaden kommen in Bewegung und schmelzen ab.

Die Sanftheit und Behutsamkeit von Holistic Pulsing sind gerade seine Stärke, denn sie ermutigen uns, unserem Körper zu vertrauen.

Es fördert auch die Heilung auf zellulärer Ebene. Wir wissen, dass diese die ganze Zeit über stattfindet, aber vergessen es oft.

„Unser Körper ist das Barometer unserer Seele.“

Der Körper nimmt alle Verletzungen auf, alle taktlosen Bemerkungen und Härten der Welt.

Meist sind es unsere Freunde, Lehrer und Eltern, die durch Worte und Taten entscheidenden Einfluss haben auf unseren Lebensweg, unser Selbstbild und unser Verhältnis zu anderen.

Durch Holistic Pulsing können wir diese selbstbegrenzenden Einstellungen und Verletzungen erforschen. Hierzu stellen wir uns mit dem sanften, hypnotischen Wiegen auf den Eigenrhythmus des Körpers ein und lassen Körper und Geist in diese Ruhe eintauchen.

Das Bewusstsein wird tiefer und tiefer und erreicht so jenen Teil des Selbst, der bereit und fähig ist, die Gefühle frei von Wertungen bewusst werden zu lassen.

An diesem Punkt beginnen wir, unsere Gedanken, Gefühle und Verhaltensmuster wirklich zu erkennen. Wir haben die Verbindung zu jenem inneren, einfachen und unkomplizierten Wissen aufgenommen, das uns eine unglaubliche Hilfe sein kann, mit Stress und Ängsten aus unserer Vergangenheit und Gegenwart umzugehen.

Es ist ein weiterer Schritt, um all die Blockaden zu lösen, die wir in uns vorfinden.

Blockaden lösen

Das Wichtigste zuerst: Es ist gar nicht so schwierig.

In jeder Behandlungsmethode gibt es Techniken für das Lösen von Blockaden: Durch Bewegung mit den Händen, tiefen Druck in die Muskeln und anderes mehr. Dies schafft weitere für den Körper traumatische Erfahrungen.

Holistic Pulsing wendet niemals Kraft an, aufgrund der Einsicht, dass jede Kraft eine gleichgroße Gegenkraft erzeugt – wo keine Kraft wirkt, wird auch kein Widerstand erzeugt.

Die konstante, sanfte, rhythmische Bewegung des Pulsing versetzt den Körper wie durch Hypnose in einen Entspannungszustand. Der Körper nimmt das gar nicht wahr als etwas, wogegen er Widerstand leisten müsste.

So entspannen sich die Muskeln, der Stress wird abgebaut, Sauerstoff in den Körper gepumpt, Zellen erneuern sich, unsere Atmung wird tiefer – und ganz neue Dinge werden bewusst. Das kreative Denken wird angeregt, weshalb auf vielen verschiedenen Ebenen Heilung stattfinden kann.

Die KRAFT des Holistic Pulsing liegt eben nicht in der Kraft, sondern in der Sanftheit, es ist die Kraft der Sanftheit. Wir wollen dies an einer weiteren Fallstudie betrachten.

Fallstudie

Michael machte Termine für eine Reihe von Pulsing-Sitzungen, nachdem sein Arzt ihn aufgrund von Stress krankgeschrieben hatte. Er war Vertriebsleiter in einem landesweit tätigen Unternehmen, und der Druck seiner Arbeit, in der er die Verantwortung für wichtige Großkunden hatte, hinterließ Spuren in seinem Familienleben und in seiner Gesundheit. Er suchte nach neuen Wegen, um damit umzugehen – und man hatte ihm Pulsing empfohlen.

Im Beratungstermin mit Michael machte ich mir Notizen, nahm seine Vorgeschichte auf und bemerkte, dass er sehr aufgewühlt war und ständig in Bewegung.

Er erzählte mir immer wieder von den Sorgen, die er sich wegen seiner Arbeit, seiner Familie und der Zukunft machte. In unserer ersten Sitzung passierte nichts Bemerkenswertes. Ich habe festgestellt, dass das bei Patienten, die gleich eine Reihe von Terminen vereinbart haben, nichts Ungewöhnliches ist.

Es scheint so zu sein, dass der Körper während der ersten Sitzung noch ganz mit der Wahrnehmung und Registrierung aller Vorgänge beschäftigt ist. Der Körper genießt die Bewegung – und auf Anspannung folgt Entspannung. Oft ist er die ganze Zeit über sehr wachsam und nimmt alles auf. Erst in den folgenden Sitzungen kommen dann die Erkenntnisse, und der Klient beginnt, vieles zu verstehen.

Durch die sanfte Unterstützung des Pulsing konnte sich Michael körperlich und geistig von Mal zu Mal mehr entspannen. Aufgrund dieser Entspannung vermochte er sich der Gedanken und Gefühle, die ihn im Zusammenhang mit Arbeit und Leben beschäftigten, auf einer tiefen Ebene bewusst zu werden. Er betrachtete genauer die Gründe für das Gefühl, er müsse ganz viel schaffen und erreichen.

Indem er durch den Dialog mit seinem Körper in Kontakt kam, erinnerte sich Michael an die Worte seines Vaters, der ihn als Kind schimpfte, weil er so schlecht lesen konnte. Er würde es nie im Leben zu etwas bringen, wenn er sich nicht mehr bemühte: „Das Leben ist hart, also muss man auch hart arbeiten, um Erfolg zu haben!"

Und das tat Michael dann. Er arbeitete hart und hatte Erfolg, aber auf Kosten seiner Gesundheit.

Wie ging es nun weiter? Durch Bewusstwerdung sind wir in der Lage, Entscheidungen zu treffen, und Entscheidungen bringen Veränderung. Michael verstand jetzt, dass er sein Leben besser leben konnte. Er hörte auf seine innere Weisheit und änderte sein Leben und sich selbst, um positiver zu werden.

Der lange Weg, um das Gleichgewicht wiederzufinden, war es wert. Er kehrte als entspannterer Mensch zur Arbeit zurück und konnte mit den Stressquellen besser umgehen. Das heißt nicht, dass er den Druck seiner hochbezahlten Vertriebsstelle nicht mehr spürte, aber er verstand jetzt besser die eigentlichen Ursachen für den Druck, unter den er sich vorher gesetzt hatte.

Als er sich dieser Energien bewusst geworden war, verloren sie auch ihre Macht über ihn.

Es ist immer wieder beeindruckend, wie allein die Erkundung unserer inneren Welt so große Wirkung haben kann, dass Stress und Ängste viel leichter zu bewältigen sind. Zu wissen, dass wir diese echte, natürliche Fähigkeit zur Veränderung haben, nimmt Ängsten und Stress viel von ihrer Bedrohlichkeit.

Pulsing schafft diesen Raum, in dem Klienten schwierige Lebensumstände und Gefühle erkunden können. Nach Bewusstwerdung der Wurzeln eines Themas können sie auf jeden Teil des Selbst zugreifen, aus dem Stärke und Willen zur Weiterentwicklung kommen.

Die Erkenntnis, dass man sich voll und ganz vertrauen, dass man sein Leben steuern kann, schafft ein ganz neues Gefühl von Selbstbestimmung. Wie sieht es in deiner Innenwelt aus? Ist es dort angenehm? Fühlst du dich dort unter Stress? Bist du eher kritisch oder akzeptierst du die Dinge? Hast du genug Raum, um dein Leben positiv zu verändern?

8.

Im Rhythmus des Lebens Kraft finden

Wir wuchsen im Wasser heran, und deshalb ist die fließende Veränderung des Wassers Kennzeichen unserer Existenz.

Holistic Pulsing verbindet Klang, Bewegung und Körperarbeit, um Wellen zu erzeugen und sie durch den Körper zu schicken, wo sie verfestigte Muster auflösen, so dass wir uns danach freier, freudiger und lebendiger bewegen können.

Ohne diese Stärkung von innen heraus trocknet der Körper aus und wird mit dem Alter immer gebrechlicher.

So wie Wasser ist auch Rhythmus ein Teil in jedem Aspekt unseres Lebens.

Wir alle kennen natürliche Rhythmen: Ebbe und Flut im Meer, das Zunehmen und Abnehmen des Mondes, der Wechsel von Tag und Nacht, der Kreislauf der Jahreszeiten, die Bewegungen der Erde und der anderen Planeten. Der ganze Kosmos, unser ganzes Universum folgt dem natürlichen Gesetz als Rhythmus.

So wie die Natur funktioniert auch unser Körper in einem bestimmten Rhythmus. Da ist das rhythmische Schlagen unseres Herzens, unser Puls, der Kreislauf des Blutes durch den Körper.

Wenn wir nicht mehr in diesem Rhythmus schwingen, wird unser Körper krank.

Was ist das Erste, was wir tun, wenn ein Kind weint? Wir nehmen es auf den Arm, klopfen ihm sanft auf den Rücken und wiegen es hin und her, bis es sich beruhigt. Ist uns eigentlich jemals aufgefallen, was wir da tun? Warum beruhigt sich das Kind wieder? Was ist, wenn wir Schmerzen haben, körperliche oder seelische?

Der natürlichste Selbstheilungsmechanismus ist, sich zu wiegen – dies gibt dem ganzen Organismus Ruhe und Kraft. Die sanfte wiegende oder schaukelnde Bewegung spielt eine wichtige Rolle: Sie unterstützt den Kreislauf, die inneren Wellenbewegungen dabei, das Gleichgewicht wiederherzustellen. Man kann sagen, dass die natürlichen Rhythmen des Körpers so in ihren Ursprungszustand zurückversetzt werden.

Der Störung wurde Aufmerksamkeit geschenkt, der Ruf nach Hilfe wurde beantwortet, der Schmerz wurde erkannt und akzeptiert.

Aber Rhythmus und Bewegung spielen nicht nur für den Körper eine wichtige Rolle, sondern auch für den Geist: Unsere Gefühle verändern sich, aus Freude wird Sorge, aus Glück wird Trauer, unsere Gedanken und Erinnerungen kommen und gehen. Auch der Geist funktioniert immer in einem bestimmten Rhythmus.

Alles organisiert sich ganz von selbst und gibt uns bei allen Dingen ein Gefühl von Struktur. Die Atmung ist wesentlich für den Einklang von Geist und Körper und ist ein Medium zwischen Geist und Seele. Sie sorgt in jedem Moment für Rhythmus, ob wir wach sind oder schlafen.

Das Ein- und Ausatmen ist wie der Pendelschlag der alten Standuhr, die man auf dem Flur stehen hat, mit dem gleichmäßigen, ununterbrochenen Schwingen von links nach rechts.

Durch Atmung haben wir Kraft und Energie, sie ist das Lebenszeichen schlechthin. Wenn die Atmung aufhört, ist auch das Leben auf dieser Welt zuende.

Am Atem erkennen wir ganz einfach und anschaulich das große universelle Gesetz, dass Rhythmus einen Teil von uns ausmacht. Das ganze Universum ist ein System, das dem Gesetz des Rhythmus folgt. Wie sich unser Atem hebt und senkt, wie die Wellen ans Ufer ziehen, die Jahreszeiten, die Sterne und Planeten – ist ein System rhythmischer Zyklen, in dem die kleineren in den größeren enthalten sind; und alle sind Teil einer Bewegung, durch die sich die Schöpfung immer wieder erneuert.

Das Universum und das Leben beruhen auf Rhythmus und Bewegung. Sie sind mehr als wichtig – sie sind der Ursprung des Lebens. Das Ende von Rhythmus und Bewegung ist auch unser Ende.

Leben – Bewegung und Wasser

Im Element des Wassers erkennen wir uns selbst. Nicht umsonst nennt man es das Element der Emotionen. Es folgt einem rhythmischen Kreislauf und bietet uns so ein perfektes Beispiel für das, was unser Körper täglich braucht.

Ziel von Holistic Pulsing ist, unseren natürlichen Rhythmus wiederherzustellen; und die hierfür verwendete Bewegung hat etwas von der des Wassers. Der menschliche Körper besteht zu ungefähr 89% aus Wasser. Wasser zeichnet sich durch viele verschiedene Eigenschaften aus. Es ist in ständiger Bewegung. Es zeigen sich an ihm ganz verschiedene Zustände oder Stimmungen.

Man stelle sich das Meer vor – an einem Tag ruhig und klar, am nächsten Tag stürmisch und dunkel. Wasser enthält für uns das Geheimnis des Gleichgewichts, denn jede Bewegung und Verlagerung versucht es stets sofort wieder auszugleichen.

Wegen dieses Rhythmus, der uns angeborenen ist, bewegen wir uns ständig weiter der Zukunft entgegen, so sehr wir auch an der Vergangenheit hängen. Warum haben wir so eine Angst vor den natürlichen Zyklen und Rhythmen, der natürlichen Bewegung der Welt?

Sie ist überall um uns herum, in unserem Körper, selbst in der Erde.

Es ist aber diese Angst vor Veränderung, die Blockaden im Körper verursacht. Wir gestatten uns nicht, uns „treiben zu lassen“, wie es so schön heißt. Also halten wir diese Ängste in uns fest, in Beinen, Armen, Knöcheln, Knien, Schulter, Hals oder Kopf. Durch jedes Festhalten erzeugen wir eine Blockade und dämmen den natürlichen Fluss der Lebensenergie ein, was zur Folge hat, dass wir schwächer und kränker werden, dass wir früher sterben. Durch die Blockaden versteift und verhärtet sich das Gewebe, was uns wiederum stärker in den physischen und psychischen Mustern gefangen hält.

Durch Pulsing werden diese Blockaden auf untraumatische, sanfte Weise gelindert und gelöst. Das Nervensystem reagiert eher auf angenehme Reize als auf schmerzhafte. Der sanfte, hypnotische Rhythmus setzt sich durch den ganzen Körper fort und entspannt so das Zentralnervensystem.

Freude und angenehme Empfindungen überwinden jeden Widerstand und können so an den Körperstellen heilen, die vom lebenswichtigen Fluss der Energie zuvor abgeschnitten waren.

Rhythmus im Holistic Pulsing

Vielleicht das Wichtigste, was man wissen sollte, wenn man Holistic Pulsing lernen möchte: Wir können es alle *von Natur aus.* Das grundlegende Prinzip des Wiegens – Rhythmus oder Bewegung – ist unserem Wesen vollkommen vertraut.

Solange wir leben, sind wir mit jedem Teil unseres Körpers ständig in Bewegung.

Rhythmus gehört zu uns und ist nicht von uns zu trennen. Ohne ihn könnten wir nicht existieren. Beim Pulsing kommen wir auf eine Erkenntnis zurück, die in unseren Zellen schon von Anfang an gespeichert ist: Bewegung hält uns am Leben, Rhythmus ist

Leben – und das ist etwas, was wir sowohl für uns selbst als auch für andere tun können. Weil dieses Wissen Teil unseres Zellgedächtnisses ist, heißt das: Jeder kann es.

9.

Selbstbestimmung und Selbstverantwortung

Bevor Heilung stattfinden kann, müssen wir bestimmte Punkte verinnerlicht haben.Sie betreffen zum einen Hindernisse, die wir auf dem Weg zur Heilung überwinden müssen, zum anderen den Prozess der Selbstheilung. Sie gehören aber alle in die Kategorie Selbstverantwortung.

Wir müssen für uns Verantwortung übernehmen, bevor wir uns selbst heilen können.

Der Einsatz von Körper-Geist-Therapien kann viele Leiden lindern. Indem sie die Entspannung fördern, helfen sie uns, unsere Bewältigungsstrategien (Coping) zu verbessern, Verspannungen und Schmerzen zu verringern und damit auch den Bedarf an Medikamenten. So werden zum Beispiel viele Körper-Geist-Techniken und -Therapien (zusammen mit Medikamenten) bei der Behandlung akuter Schmerzen eingesetzt. Auch bei Symptomen wie Angstzuständen und Depressionen kann man damit eine bedeutende Besserung erreichen.

Der Einsatz dieser natürlichen Therapien kann die Bewältigung von Stress (Coping) verbessern und dem Klienten das Gefühl der Kontrolle über die Symptome geben.

Zur unterstützenden Behandlung folgender Krankheiten empfehle ich, gemeinsam mit dem Arzt, eine natürliche, alternative Therapie zu erwägen:

- Bluthochdruck
- Asthma
- Koronare Herzkrankheit
- Krebs, bei Schmerzen und Übelkeit/Erbrechen durch Chemotherapie
- Schlaflosigkeit
- Angst und Unruhe
- Diabetes
- Magen- und Darmkrankheiten (wie Verdauungsstörungen [Dyspepsie], Reizdarmsyndrom, Verstopfung, Durchfall und Crohn-Krankheit [Morbus Crohn])
- Fibromyalgie
- Begleiterscheinungen der Menopause wie Hitzewallungen, Depression und Überempfindlichkeit
- Chronische Erschöpfung

Im ersten Kapitel haben wir davon gesprochen, dass Bewegung zu den ältesten Heilmethoden überhaupt gehört. Schon sehr früh wurde Bewegung eingesetzt, um physische, mentale oder spirituelle Blockaden des Körpers zu lösen. Ebenso war Bewegung als Ausdrucksform schon immer Teil von Feiern und Festen. Diese Praxis führen wir heute fort.

Wir bestehen aus Energie und können, indem wir durch Bewegung mit dieser Energie arbeiten, nachhaltige positive Veränderungen in unserem Leben erreichen.

Die Reise auf diesem uralten Weg der Heilung beginnt mit der Entspannung von Körper und Geist. Reflexion und Achtsamkeit für die eigenen Gedanken und Gefühle ist eine vorbereitende Übung, um mit dem Selbst wieder in Verbindung zu kommen.

Reflexionsübung 1

Wann hast du zum letzten Mal die Zyklen in der Natur wahrgenommen?
(Das heißt wirklich *wahrgenommen? Versuche einmal, dich weit zu öffnen und diese neue Verbindung zu dir selbst und zur Welt um dich herum zu erforschen.)*

Hast du schon einmal genau wahrgenommen, wie eine Jahreszeit in die nächste übergeht? Du bemerkst es, wenn du dich entspannst und tief einatmest und deine Sinne weit öffnest. Man kann es in der Luft schmecken, auf der Haut fühlen, man erkennt es intuitiv. Man spürt es sogar in den Knochen.

Der Herbst ist ein wunderbares Beispiel. Am Ende des Sommers, wenn sich das Rad der Jahreszeiten langsam weiterdreht, streifen allmählich sanfte, kühlere Luftzüge durch den Spätnachmittag. Veränderung liegt in der Luft, man riecht sie. Man trägt nun am Abend häufig eine Strickweste oder einen Pullover. Die Tage werden deutlich kürzer, die Nächte werden länger. Am Morgen möchte man gerne noch ein wenig länger im warmen Bett liegen, aber der Tag ruft. Es ist ein heller und warmer Tag, nicht mehr wie im Sommer schwül oder unerträglich heiß. Man hat noch so viel zu tun, bevor der Winter da ist.

Reflexionsübung 2

Hast du schon einmal still dagelegen und den Vollmond betrachtet, wie er langsam über den nächtlichen Himmel zieht? Sein sanftes Licht führt dich in die tiefer gelegenen Bereiche der Erinnerung, wo man der Vergangenheit wiederbegegnet, aber auch den Träumen und Wünschen für die Zukunft.

Der Mond erhellt milde die Welt um dich herum und lädt zu stillem Nachdenken ein. Hast du schon einmal gefühlt, wie die Strahlen des Mondes über die Haut streichen? Welche Botschaften herangetragen werden? Hast du in diesen Momenten darauf gehört, was dir deine innere Stimme sagt?

Es ist ein eindrucksvolles Erlebnis, sich bei Vollmond die Zeit zum Nachdenken zu nehmen. Man entdeckt so viel Neues und Unbekanntes. Du bekommst Antworten, die wirklich zu dir und deinem Leben passen.

Reflexionsübung 3

Hast du schon einmal am Meer gestanden und den Wellen zugesehen, wie sie ans Ufer ziehen? Hast du die Gewalt des Meeres wahrgenommen und auch seine Sanftheit und warst erstaunt, wie es sich im Nu von einem Ebenbild tiefer Ruhe in einen wütenden, brodelnden Hexenkessel verwandeln kann?

Bist du dann auch nach dem Sturm am Ufer entlang gegangen und es glich einer endlosen Reihe glitzernder Schätze. Du fandest Dinge, die vorher lange verloren waren oder unbekannt in der Tiefe des Meeres versteckt lagen?

Gibt es Erinnerungen aus deiner Kindheit, wo du den Meeresstrand erkundet und alle diese Schätze gefunden hast – wunderbar geformtes Treibholz, Muscheln, Seesterne, Flaschen und andere Kostbarkeiten?

Das Meer ist Sinnbild des Lebens und ein Sinnbild für Heilung.

Konntest du eine Veränderung in deinem Körper feststellen, als du dir die drei Reflexionsübungen durchgelesen hast? Hast du dir selbst die Zeit gegeben, um dir diese Situationen lebendig vorzustellen und mit allen Sinnen zu visualisieren?

Hast du deinen Körper und Geist sich auf diese Gefühle und Gedanken einstimmen lassen, und hat sich Ruhe und Wärme in dir ausgebreitet? Höre dir die Reflexionen noch einmal an oder lies sie noch einmal. Nimm dir Zeit und verweile danach noch ein wenig in dieser Ruhe.

Höre nach innen. Stelle die Verbindung zu deinem inneren Selbst her, zu dem spielerischen, heilenden Selbst, und beobachte einfach nur deine Gefühle, deine Gedanken und deinen Körper. Achte darauf, wie deine Atmung sich verlangsamt, wie sich die Ruhe in deinem Körper eingestellt hat.

Wie oft gestattest du dir die Zeit für stille Reflexion und Meditation, um in dir selbst den Ort zu suchen, an dem du Rat und Heilung findest?

Wie man in den praktischen Übungen feststellen konnte, ist viel Wahres daran.

Durch positive, beruhigende Visualisierungen stellen sich positive physische Empfindungen ein. Man muss nur Körper und Geist erlauben, zusammenzuarbeiten. Das schafft einen Raum, in dem die Heilung auf körperlicher Ebene stattfinden kann. Negative Gedanken und Gefühle schwächen das Immunsystem, positive Gedanken und Gefühle stärken es.

Zwei Schritte zur Heilung: Wollen und Verlangen

Zwei Schritte sind notwendig, bevor man alle Möglichkeiten des Holistic Pulsing für sich nützen kann. Diese beiden Schritte setzen vollständige Selbstverantwortung voraus.

Schritt Eins

Es ist wichtig, zu wissen, dass Gleichgewicht und Heilung immer mit Selbstverantwortung zu tun haben. Man muss die Veränderung WOLLEN und auch nach diesem Wunsch handeln.

Vor den Gesetzen des natürlichen Lebens macht es einen entscheidenden Unterschied, ob wir etwas nur gerne MÖCHTEN oder es wirklich WOLLEN und danach VERLANGEN.

In dem Wort „wollen“ steckt ein unglaublich starkes Verlangen und starke Willenskraft, während im „möchten“ oftmals schon mögliche Resignation enthalten ist. Diesem Wort fehlt Einsatz, Leidenschaft, Hingabe und Antrieb.

Wenn es also unser Ziel sein soll, uns von Mustern zu befreien, die unsere Lebensenergie und unser Wohlbefinden einschränken, dann müssen wir die Lösung unserer emotionalen Probleme WOLLEN. Indem wir Gleichgewicht im Leben und Bewusstsein unserer Gefühle WOLLEN und danach VERLANGEN, öffnen wir diese unendlich komplexen Systeme so weit, dass wir tatsächlich körperlich, geistig und spirituell gesunden können.

Schritt Zwei

Wenn wir durch Holistic Pulsing den Zustand ruhevoller Aufmerksamkeit erreicht haben, werden uns viele persönliche Denkmuster bewusst, besonders solche, die uns in Zeiten des Ungleichgewichts und mangelnder Gesundheit beherrschen. Das sind normalerweise solche Gedanken, die uns wütend, ängstlich oder depressiv machen.

Diese Denkmuster sind Gift für Geist und Körper. Sie setzen chemische Stoffe im Körper frei, die das Immunsystem und die Organe beeinträchtigen und schwächen. Wenn es zum Beispiel irgendwo im Körper einen Entzündungsherd gibt, wie etwa bei rheumatischer Arthritis, dann werden Gefühle von Überlastung, Angst oder Wut die Entzündung weiter verschlimmern.

Der sichere, fürsorgliche Raum, den Holistic Pulsing schafft, kann diesen Zustand ruhevoller Aufmerksamkeit viel besser herbeiführen als andere Wege in die Stille. Oft hat der Körper ja keine Ruhe und will sich bewegen; Holistic Pulsing gibt ihm dazu die Möglichkeit, und das nimmt auch dem Geist die Unruhe.

Widerstand, Blockaden und Spaltungen

Wenn man anfängt, seine Gedanken und Handlungen zu verstehen, ist man auf dem Weg zu vollkommener Selbstverantwortung. Man ist dann auf der Stufe, dass man durch seine Entscheidungen die Selbstbestimmung immer mehr ausweitet. So werden einem drei Dinge bewusst, die den Fortschritt behindern können.

Widerstand, Blockaden und Spaltungen treten auf, wenn das Leben ins Ungleichgewicht gerät, aber man kann sich ihrer erst bewusst werden, wenn man die Verantwortung für sein Leben und seine Gesundheit übernommen hat.

Widerstand ist die Manifestation einer oftmals unbewussten Angst. Er kann sich körperlich zeigen als Versteifung, Schmerz oder Festhalten. Er kann sich auf emotionaler Ebene zeigen als Verdrängung, Unterdrückung und Vermeidung.

Widerstand ist ein ganz normaler Bestandteil des Heilungsprozesses und wird im Holistic Pulsing anerkannt und ernst genommen. Der Prozess folgt den drei Grundprinzipien Bewusstwerdung, Akzeptanz und wiedergewonnene Selbstbestimmung.

Blockade bezieht sich auf einen Bereich des Körpers, der zusammengezogen oder verhärtet ist. Gemäß der Theorie des Holistic Pulsing und der Forschung zum Körper-Geist-Zusammenhang sendet jedes physische und emotionale Trauma die Botschaft an unseren Körper, dass er sich anspannen und schützen muss.

Meistens verharren wir in dieser Haltung auch, wenn die Gefahr schon vorüber ist. So verfestigt sie sich zur Gewohnheit und wird zu einer Blockade. Das führt zu einer Störung des natürlichen Energieflusses und reduziert die Versorgung mit Blut, Lymphflüssigkeit und meist auch Luft (weil wir den Atem anhalten).

Es kann auch zu körperlicher Verspannung kommen und – durch die Unterdrückung von Gefühlen – zu emotionaler Regungslosigkeit.

Wir erinnern uns: Durch die aufmerksame Beobachtung des Körpers, ob nun während einer Pulsing-Sitzung oder in der stillen Reflexion und Meditation, werden Blockaden erkannt und kommen dadurch in Bewegung und öffnen sich.

Der kontinuierliche Rhythmus und die kontinuierliche Aufmerksamkeit kann nicht ohne Einfluss auf die Blockaden bleiben. So erfolgen Diagnose und Therapie zur gleichen Zeit. Der Anwender kann dies am Gesicht des Klienten beobachten: Es wird offener, entspannter und sogar die Gesichtsfarbe kann sich ändern, als ob eine schwere Last abgelegt worden wäre.

Eines der wichtigsten Ziele im Holistic Pulsing ist es, den Klienten zu unterstützen, sich seiner Blockaden bewusst zu werden, denn sonst ist dauerhafte Heilung nicht möglich. Eine effektive Möglichkeit, eine Blockade aufzuzeigen, ist, den starken Unterschied in der Bewegungsfreiheit zwischen der betroffenen Körpergegend und einer anderen vorzuführen.

Eine **Spaltung** entsteht durch eine anhaltende, chronische Blockade, die dazu geführt hat, dass zwei physische Anteile nicht mehr miteinander in Verbindung stehen. Dabei wird ein Teil oder Aspekt dominant, der andere wird überlagert. Spaltungen entsprechen zumeist einem der folgenden Muster und verlaufen zwischen Rumpf und Gliedmaßen, Kopf und Körper, linker und rechter Seite, oberem und unterem Bereich, Vorder- und Rückseite.

Beispiel einer Spaltung ist etwa ein Mensch, der vollkommen vom Kopf her lebt; jemand, der gern analysiert, der immer lernen will oder sich die ganze Zeit mit Träumen von der Zukunft beschäftigt. Beim Pulsing bewegt sich der Kopf im Normalfall recht leicht von einer Seite zur anderen. Bei einer gestörten Verbindung zum Rumpf kann sich der Kopf aber schwer und gewichtig anfühlen, die Bewegungen sind träge und schwerfällig. Pulsing stellt die Verbindung zwischen den zwei Teilen wieder her. Nach einer Sitzung kommt es nicht selten vor, dass Klienten meinen, sie hätten ihren Körper und die Art, wie er sich bewegt, zum ersten Mal gespürt.

Den Körper wieder zu einem Ganzen machen

Während wir an den Widerständen, Blockaden und Spaltungen arbeiten, breitet sich ein neues Gefühl des Ganzseins im Körper aus. Wir nennen es **Ganzwerdung**. Es ist ein Prozess der Integration. Dieser Prozess wird zuerst in Gang gesetzt durch die Bewusstwerdung der Spaltungen und Blockaden und wird fortgesetzt durch kontinuierliche Reintegration der Teile mit dem Ganzen mittels Bewusstwerdung, Akzeptanz und Selbstbestimmung.

Auch der Prozess der Ganzwerdung kann durch das Aufmerksammachen auf Gegensätze unterstützt werden, zum Beispiel rechtes und linkes Bein – ein Bein ist deutlich beweglicher als das andere – oder bestimmte Persönlichkeitsaspekte oder Eigenschaften des Klienten, wenn dieser zum Beispiel den Wunsch nach Entspannung äußert, aber gleichzeitig immer davon redet, wie viel er zu tun hat.

Der Prozess der Ganzwerdung findet in sieben Schritten statt. Tovi Browning beschrieb es so: „Es ist wichtig, es nicht so zu sehen, dass wir Probleme *haben*, sondern vielmehr, dass wir etwas *an ihnen haben* … Holistic Pulsing geht frei von Wertungen an die Blockaden heran – und so können sie uns die wertvollsten Dinge lehren."

10.

Die Methode des Holistic Pulsing

Die Technik und Methode von Holistic Pulsing basieren auf dem Prinzip, dass Rhythmus Leben ist. Während einer Sitzung wird die ganze Zeit Rhythmus auf den Körper übertragen, gemäß des Grundgedankens, dass dort Leben ist, wo Bewegung ist. Keine Bewegung heißt Stagnation und Tod. Die konstante Übertragung von Bewegung auf den Körper kann man als wiederholte Bestätigung des Lebens betrachten, als kontinuierliche Lebensspende.

Man kann sagen, dass wir umso gesünder, lebendiger, fröhlicher sind, je beweglicher und dehnbarer unser Gewebe ist. Denken wir nur einmal an kleine Kinder. Wieviel Leben, Lachen und Lust auf Streiche steckt in ihnen? Die ganze Zeit bewegen sie sich, strecken sich nach etwas, machen etwas. Aber wir sehen, dass die meisten Menschen, wenn sie älter werden, steifer und ungelenkiger werden. Sie bewegen sich immer mehr in eingefahrenen Bahnen und können sich nur noch schlecht auf Veränderung einstellen oder diese bei anderen tolerieren. Sie verlieren die Begeisterung für das Leben.

Während einer Pulsing-Sitzung wird auf jeden Körperteil das Muster rhythmischer Bewegung übertragen. Es ist nichts weiter nötig, als einfach nur dazuliegen und in diesem unverletzlichen, vollkommen geschützten Raum alles, was kommt, Gedanken, Gefühle und Empfindungen, einfach aufsteigen zu lassen. Es gibt keinen Erwartungsdruck, keine bewussten Absichten, nur ein vollkommen offenes Zulassen und Akzeptieren dessen, was ist.

Wir verwenden gerne in Schulungen das Bild eines bewegten Seiles. Stellen wir uns ein Seil vor, das auf dem Boden liegt. Man braucht nur ein Ende in der Hand zu haben und kann trotzdem so Wellen erzeugen, die bis zum anderen Ende fortlaufen. Das Gleiche gilt für das Pulsing am Körper. So kann man zum Beispiel von den Zehen aus Schwingungen erzeugen, die durch den ganzen Körper laufen.

Stelle dir vor, während du gerade auf einem Stuhl sitzt, wie du sanft hin und her geschaukelt wirst, vor und wieder zurück …

… in einer fließenden, gleichmäßigen Bewegung … … vor und zurück … Spüre diese Bewegung … das angenehme Gefühl in deinem Körper …

Das ist die Erfahrung, die du schon in der Gebärmutter gemacht hast … ein Raum, der sicher, warm und geschützt ist … dein Sein und die Wirklichkeit befanden sich in vollkommener Harmonie.

Die Erinnerung an diese Bewegung ist so tief in unserem Körper gespeichert, dass er durch die Wahrnehmung solcher Empfindungen automatisch in den harmonischen Zustand zurückversetzt wird.

Halte die Augen weiter geschlossen und stelle dir vor, wie dein ganzer Körper sich entspannt …
… sich auflöst … … in Wellen fließt … länger und weiter wird.

Stelle dir vor, dass da kein Widerstand mehr in dir ist …
… dass du dich dem Fluss des Lebens vollkommen anvertraust …
Auch das wird in deiner Atmung und an anderen Körperstellen eine Veränderung bewirken.

Stelle dir nun vor, dass du so dein ganzes Leben lebst, und achte darauf, welche Gefühle sich einstellen. Wir brauchen einfach Bewegung in unserem Leben, denn sie sorgt dafür, dass wir glücklich sind, voller Energie und entspannt im Umgang mit der Welt und mit uns selbst.

Wann sind wir wirklich entspannt?

Für den Zustand der Entspannung gibt es beim Pulsing mehrere äußere Anzeichen. Für sich allein genommen sagt kein Anzeichen etwas über die innere Verfassung des anderen aus. Es ist deshalb wichtig, keines davon zu übersehen.

- Vor Beginn und nach Ende einer Sitzung sollte man das Maß an Körperspannung feststellen und vergleichen – der Unterschied ist erstaunlich.
- Wenn sich Körper und Geist entspannen, kommt es oft zu unwillkürlichen Zuckungen, ausgelöst durch neurologische Veränderungen während des Entspannungsprozesses.
- Wenn sich die Augen entspannen, kann es gelegentlich zu Tränenfluss kommen.

- Wenn sich die Aufmerksamkeit nach innen zu richten beginnt, schließen sich die Augen, und es kann manchmal ein Flattern der Augenlider auftreten.
- Die Atmung kann sich verändern, sie kann schneller oder langsamer werden, leichter oder tiefer, der Atem kann aus der Brust oder tiefer aus dem Bauch vom Zwerchfell kommen.
- Der Kiefer entspannt sich, so dass der Mund leicht geöffnet ist.
- Leichter Temperaturanstieg/Erröten der Haut ist möglich.

Die Grundtechnik

Aufgrund des natürlichen Sinns für Rhythmus und fließende Bewegungen kann die Technik des Pulsing sehr schnell erlernt werden, so dass man auch die Heilkraft und alle Vorteile nutzen kann.

Aber wie jede echte Heilung beruht Holistic Pulsing letztlich nicht einfach auf einer Technik, sondern umfasst noch andere, wesentliche Aspekte. Das macht das Pulsing zu einer wahrhaft ganzheitlichen Methode. Holistic Pulsing behandelt den Körper und den Menschen als Ganzes: Es heilt körperlich, mental, emotional und spirituell, also alle Aspekte unserer Person.

Jeder Körper hat seinen eigenen Rhythmus und seinen eigenen Takt beim Schaukeln. Er hat auch seine eigene Art, nach jedem Impuls zurückzuschwingen:

Ist man zu langsam und fängt nicht rechtzeitig ab, wird die Bewegung angehalten und der gleichmäßige Rhythmus unterbrochen.

Aber wenn die Hände von jeder Seite die Bewegung wieder aufnehmen, dann schwingt der Körper fast ganz von selbst wie ein Pendel.

Man muss den Rhythmus nicht selbst erzeugen, sondern einfach nur das Tempo finden, in dem der Körper wie von alleine schaukelt, und dieses Tempo dann mit den Händen so unterstützen und halten, dass man wenig selbst dazu beiträgt.

Anfänger wenden oft mehr Kraft auf als notwendig wäre. Sie ziehen und stoßen, weil sie versuchen, die Bewegung selbst zu erzeugen.

Das blockiert aber eher die Bewegung, anstatt sie zu fördern.
GANZ ENTSPANNT …

Auch wenn man sich schon nach ein paar Sitzungen wesentlich leichter fühlt, findet Heilung natürlich nicht über Nacht statt.

Während der Sitzungen wurden verschiedene Methoden angewendet, um die in verschiedenen Teilen des Körpers blockierten Energien – Erinnerungen und Gefühle – wieder freizusetzen. Zu diesen Methoden, die alle dazu dienen, uns bewusst zu machen, was wir fühlen, kommt der Dialog, das Gespräch, in dem wir danach gefragt werden, was uns bewusst wird.

Schon allein diesen Schritt tun wir nicht, weil wir uns nie Zeit dafür nehmen: Einfach einmal innezuhalten und wahrzunehmen, was gerade in unserem Körper geschieht, welche Anspannung man fühlen kann, welche Gefühle festgehalten werden. Es ist eine wahre Entdeckungsreise ins Ich.

Durch diese Aufmerksamkeit für den Körper und die Wahrnehmung der Gefühle kann beim Pulsing, wenn der Körper sich ganz aufmacht und die Schaukelbewegung aufnimmt, eine ungeahnte Weite von Bewegungsmöglichkeiten eröffnet werden, oder es werden sanft die Stellen aufgedeckt, die steif und verhärtet sind, und in diesem sicheren und geschützten Raum treten die Gefühle zutage, die dahinter liegen, wie Unsicherheit, Einsamkeit, Angst und Verletzung.

Sobald dieses Gefühl des unblockierten Lebens einmal erfahren wurde, stellt man verschiedene Wirkungen an sich fest, unter anderem:

1. Bewegungsfreiheit, Lösung muskulärer Spannung und vollständige Körperentspannung
2. Ein Kribbeln oder andere sinnliche Empfindungen wie Energie, Leichtigkeit oder ein tragendes Gefühl
3. Die Atmung verändert sich. Oft wird der Atem tiefer und weiter, so als begleite er das Gefühl: „Ja, ich habe es mir verdient und genieße das Leben in vollen Zügen!"
4. Wenn positive oder negative Erinnerungen freigesetzt werden, können sie Lachen auslösen oder den Ausdruck anderer Gefühle.

Es ist das Besondere am Holistic Pulsing, dass man nicht unbedingt mitteilen muss, was man gerade erlebt. Das Sanfte dieser Therapie erlaubt es, Themen und Gefühle ganz leicht an die Oberfläche steigen zu lassen, wie Bläschen in einem Glas Champagner, und durch Bewusstwerdung und Anerkennung können sie ganz zwanglos losgelassen werden.

11.

Pulsing in der Selbstanwendung

Wir würden oft gefragt: „Kann ich Pulsing auch an mir selbst anwenden?“ Die Antwort lautet Ja, aber es ist anders, als wenn ich einen anderen Menschen pulse, und ich erlebe es nicht so, wie ich sonst eine Pulsing-Sitzung erlebe.

Bei den folgenden Übungen kann die Vorstellungskraft ohne Probleme die Weitung des Körpers bewirken und auch das Muster der Atmung verändern.

Lege dich auf den Rücken, schließe die Augen und achte bewusst auf deinen Atem. Atme ein und atme langsam aus. Stelle dir vor, wie du gerade ein Pulsing empfängst, wie du mit dem ganzen Körper die Bewegung von einer Seite zur anderen fühlst, vom Scheitel bis ganz zu den Zehenspitzen. Spüre das Schaukeln deines ganzen Körpers.

Stelle dir vor, wie du ein weites, wiegendes, hin und her rollendes Pulsing fühlst, und dann ein schnelles, kurzes Pulsing, das durch den ganzen Körper läuft.

Praktiziere das ungefähr zehn Minuten. Nimm die Gefühle in deinem Körper bewusst wahr, spüre, wie die Anspannung deine Muskeln verlässt.

Wenn du bereit bist, atme tief ein und öffne die Augen.

Lege oder setze dich entspannt hin, schließe deine Augen und atme dabei tief ein. Atme ein und atme aus, und sei dir deines Atems ganz bewusst.

Stelle dir vor, du stehst unter einem Wasserfall. Lasse das Wasser über dich hinweglaufen, lasse es durch deinen Körper laufen; lasse es fließen, strömen, tropfen und Wellen durch jede Zelle deines Körpers schicken.

Stelle dir vor, wie das Wasser die ganze Anspannung in deinem Körper, den ganzen Stress wegspült. Fühle, wie das Wasser dich erfrischt und deinen Organismus mit neuer Energie und neuem Leben erfüllt.

Verweile fünfzehn bis zwanzig Minuten in dieser Visualisierung, und wenn du bereit bist, atme tief ein und öffne die Augen.

Im Dialog mit sich selbst

Zum Schluss eine wichtige, nicht zu vernachlässigende Technik im Holistic Pulsing: Die Dialog-Methode. Um zu verstehen, was gefühlt wird, erhält der Körper im Dialog eine Stimme. Hier geht es darum, tiefer im Körper liegende Gefühle zu erschließen.

Der Dialog ist ein energetischer Prozess, der vermittelt wird durch etwas, das als ein Ich oder als mehrere „Ichs" (in anderen Therapien auch „Teile" genannt) sprechen kann. Der Vermittler und der Teilnehmer können so jedes Ich besser verstehen und erfahren gleichzeitig etwas über dessen Sorgen und Bedenken, Regeln, Bedürfnisse und individuelle Vorgeschichte.

Die Informationen, die man dabei erhält, sind oft erstaunlich klar, obwohl der Teilnehmer vorher von ihnen kein bewusst zugängliches Wissen besaß.

Das ist das Schöne an dem „Dialogisieren", wie wir es im Holistic Pulsing nennen. Für den Klienten ist es ein beeindruckendes Erlebnis, wenn er die Weite der Möglichkeiten des Selbst erfährt, wo er für eine gewisse Zeit, auch wenn es nur ein Moment ist, zugleich Augenzeuge und Urheber des eigenen Lebens sein kann.

Ich möchte gerne über ein persönliches Erlebnis mit dem Dialogisieren im Holistic Pulsing berichten. Einmal war ich, als ich bei meiner Lehrerin ankam, gefangen in dem Gefühl, in verschiedene Richtungen auseinandergezogen zu werden – meine Teilzeitstelle, die freiberufliche Tätigkeit, Weiterbildung, Familie und menschliche Beziehungen. Ich besprach also an jenem Tag mit ihr die Themen, die mich beschäftigten, und wir sahen sie uns genauer an.

Ich war ziemlich aufgewühlt. Ich wusste, dass sich manches in meinem Leben ändern musste, aber was konnte ich tun? Immerhin hatte ich bisher ja alles bewältigen können.

Wir begannen die Pulsing-Sitzung wie immer: Mit jedem rhythmischen Schwung entspannte sich mein Körper und Geist immer mehr, und das aufgeregte Plappern meiner Gedanken beruhigte sich. Während sich mein Geist dem Alphawellen-Zustand annäherte, verlagerte sich meine bewusste Wahrnehmung auf die Stelle meines Körpers, die gepulst wurde. Das Schaukeln führte mich weiter nach innen; und Stress und Anspannung lösten sich.

In diesem Zustand können wir eine Verbindung zu unserem Unterbewusstsein herstellen, dem Bereich des Geistes, in dem alles Wissen und alle Erfahrungen, alle Motive und Bedürfnisse in der Interaktion mit der Welt gespeichert sind.

Während meine Behandlerin die Gegend des Solarplexus-Chakras pulste, bat sie mich, meine Aufmerksamkeit ganz auf diesen Teil meines Körpers zu richten und ihn bewusst wahrzunehmen – nichts sonst. Sie machte mit dem sanften Pulsing weiter, und ich blieb in dieser Zeit mit meiner bewussten Wahrnehmung ganz bei den Gefühlen in diesem Teil meines Körpers.

Dabei wurden mir Gedanken wie Unzulänglichkeit, Schuld, Traurigkeit oder Eingesperrtsein bewusst. Diese Anzeichen wiesen alle darauf hin, dass die Verbindung zu meinem wahren

Selbst gestört war. Nach einiger Zeit wurde ich gebeten, diesen Empfindungen und Gefühlen eine Stimme zu geben, und fragte: „Was würde diese Stelle wohl sagen?“

So fing ein Weg an, der mich zu einem noch tieferen Selbstverständnis führte; denn dadurch, dass diese Stimme darüber sprach, wie ich anderen immer half, um gebraucht und akzeptiert zu werden, erfuhr ich viel über mich selbst. Ich spürte eben die Energie, die in mir ist, wenn Menschen mir sagen, dass sie etwas benötigen, ob es nun Zeit oder Geld ist (auch wenn ich weiß, dass ich Himmel und Erde in Bewegung setzen muss, um es rechtzeitig zu schaffen).

Ich will ihnen helfen, ich will gefallen – und ich sage immer Ja. Gebraucht zu werden, ist eine starke Sucht. Daher hat mir diese Stelle davon erzählt, warum sie da ist und ein Teil von mir ist. Ich habe diesen Teil anerkannt und war dankbar dafür, dass es ihn gibt, denn er half mir, vieles zu verstehen.

Die Behandlerin lud mich nun dazu ein, nach diesem „gefallsüchtigen“ Teil von mir den entgegengesetzten Teil sprechen zu lassen. Die Energie, die ich hier fühlte, war voller Kraft und Klarheit. Sie behauptete sich und wusste genau, was sie wollte. Sie brachte ihre Sorgen zum Ausdruck und gab mir auch Ratschläge mit auf den Weg. Ich lernte so, dass ich mich um mich selbst kümmern und Nein sagen musste. Ich muss nicht jedem gefallen. Ich kann mir Zeit für mich selbst nehmen und fühle mich deswegen nicht schuldig. Interessant ist, dass diese Teile in der dritten Person von mir sprachen: Sie sprachen von sich als „Ich“ und von mir als „sie“. Nachdem die Sitzung und die Nachbesprechung beendet war, wurde ich daran erinnert, mir Notizen zu machen und mir zu überlegen, wie ich die Erkenntnisse aus diesem Dialog in mein Leben einfließen lassen konnte.

Es ist in jeder Therapieform anregend, die Dialogtechnik einzusetzen. Klienten können so in einer sicheren und akzeptierenden Umgebung die vielen Gestalten ihres Selbst entdecken. Für Menschen, die viel vom Kopf her leben, tut sich eine ganz neue Welt des Fühlens und Wahrnehmens auf; und diejenigen, die von ihrer Energie her so offen sind, dass sie immer und überall den Kontakt zu anderen suchen, die also keine Umgrenzung kennen, erfahren hier auf wunderbare Weise Unabhängigkeit und Selbstbeschränkung ihrer Energie.

Es ist ein schönes Erlebnis und erweitert ihre Selbstbestimmung, dass sie mehr Zugang zu sich selbst haben und in Verbindung sein können, ohne sich selbst preisgeben zu müssen.

Die Kombination von Holistic Pulsing und dem Dialog war für mich der Weg zu Ganzheit, Selbsterkenntnis und dem Gefühl, voll und ganz mit mir selbst in Verbindung zu sein. Es gibt für jeden eine ganze Reihe sanfter Therapien zu entdecken, die helfen, sich selbst zurückzugewinnen. Holistic Pulsing könnte eine solche Therapie sein.

Wo auch immer wir im Leben gerade stehen, den ersten Schritt können wir jederzeit machen. Die Frage ist: Sind wir bereit, uns besser kennenzulernen?

12.

Aktiviere die Aufmerksamkeit nach innen

Nimm dir Zeit für die folgenden Visualisierungen. Suche dir einen Platz, an dem du nicht gestört werden kannst. Stelle das Telefon und das Radio aus: Die Zeit jetzt ist nur dafür da, wieder in Verbindung mit dir selbst zu kommen.

Aktivierung Nr. 1
Lege Musik auf, zum Beispiel Dance oder Tribal, und beginne dich zu bewegen. Drücke dich in deinen Bewegungen aus.

Öffne dich ganz der Musik und spüre sie: ihr Tempo, ihre Eigenart, ihre Muster. Verändere die Art deiner Bewegungen, wenn sich die Musik verändert.

Wenn die Musik zuende ist, setze dich auf einen Stuhl oder im Schneidersitz auf den Boden oder eine Matte, mit geradem Rücken und geschlossenen Augen. Bleibe für ein paar Minuten still so sitzen. Achte auf die Energie, die sich in deinem Körper bewegt.

Sobald deine Atmung sich wieder normalisiert hat, öffne die Augen und fahre in deinem Tagesablauf weiter fort.

Aktivierung Nr. 2

Im Folgenden eine Übung, bei der es darum geht, seine Gedanken und Gefühle leidenschaftslos und frei von Wertungen wahrzunehmen. Durch sie wird für eine gewisse Zeit der Zustand der bewussten inneren Wahrnehmung erfahrbar, und das tiefere, wahre Selbst wird in Erinnerung gerufen.

Nimm dir Zeit für die folgenden Visualisierungen. Suche dir einen Platz, an dem du nicht gestört werden kannst. Stelle das Telefon und das Radio aus: Die Zeit jetzt ist nur dafür da, wieder in Verbindung mit dir selbst zu kommen.

Sitze still da und atme dreimal tief ein. Achte darauf, wie sich dein Körper entspannt, langsamer und weicher wird. Atme nochmals dreimal tief ein, ein ... und aus ... Nimm einfach nur wahr, wie entspannt du dich fühlst, wie sehr dein Geist zur Ruhe gekommen ist.

Richte die Aufmerksamkeit nun auf deinen Geist: Werde dir bewusst, wie sehr du dich von allen Denkprozessen abgelöst hast, so als würdest du dich selbst aus der Entfernung beobachten, oder als wäre es in Wirklichkeit etwas, was gerade bei jemand anderem geschieht.

Du bist stiller Beobachter. Du beobachtest still deinen Geist und nimmst die Gedanken wahr, die durch deinen Geist ziehen. Du beobachtest auch die vorüberziehenden Gefühle, Wünsche,

Ängste und andere Emotionen, die in deinem Geist aufsteigen und entschwinden.

Der Fluss der Bewusstseinsinhalte fließt dahin, und du bist der Zuschauer.

So, wie jemand am Ufer eines Flusses sitzt, sitzt du am Ufer des Bewusstseinsflusses.

Beobachte nun wieder alles, was gegenwärtig ist, höre auf Geräusche, achte auf Gerüche … alle Sinneswahrnehmungen bestehen in deinem Bewusstsein gleichberechtigt nebeneinander …

Nimm dich selbst als Wahrnehmender war, beobachte dich als Beobachter, verfolge den Vorgang aufmerksam … Du bist das Zentrum von allem, du beobachtest alle Veränderungen. Sie betreffen dich jedoch nicht, da du das Zentrum bist.

Aktivierung Nr. 3

Die folgende Übung kann dir helfen, deinen Körper besser kennenzulernen und die Funktionsweise des Körper-Geist-Systems besser zu verstehen. Sie fördert die sensible bewusste Wahrnehmung der Körpererfahrung.

Für jede physische Funktion eines Körperteils sollte eine Entsprechung auf emotionaler Ebene gefunden werden.

Stelle dich entspannt hin. Schließe deine Augen und schaue nach innen.

Spüre einen bestimmten Teil von dir. Spüre seine Form, seine Funktion und seine Gefühle.

Wenn du etwas über diesen Teil deines Körpers wissen möchtest, stelle einfach eine Frage.

Fühle deinen Körper und spüre, was gerade in ihm vorgeht. Einige Stellen sind vielleicht verspannt, andere eher entspannt.

Wenn du Anspannung spürst: In welche Richtung geht das Ziehen? Nach oben, unten, nach hinten?

Höre auf deinen Körper. Welche Laute hörst du? Ist da ein Weinen, ein Schrei, ein Lachen, ein Schluchzen?

Was für ein Lied singt er? Ist die Musik schnell, langsam oder glücklich? Gibt es Worte in dem Lied?

Achte auf die verschiedenen Teile deines Körpers – wie fühlen sie sich an?

Fühlen sie sich gleich an? Stelle dir vor, du gehst mit deinem Partner spazieren, mit einem Kind, deinem Vater – was geschieht mit deinem Körper? Erlaube deinem Körper, sich vollkommen auszudrücken. Das kann durch Worte sein, durch Gefühle, Laute, Bewegungen oder Bilder.

Atme tief und langsam, fülle dein ganzes Sein mit Atem, und achte darauf, was sich verändert hat.

13.

Hinweise für den Anwender

Kommunikation, Projektion und Grenzen: Jeder Klient und Anwender sollte mit diesen Themen vertraut sein.

Blockaden in der Kommunikation

Kommunikation ist ein wichtiger Teil des Heilungsprozesses. Stellt man fest, dass die Kommunikation blockiert ist, ist das auch ein Hindernis für die Heilung.

Deshalb ist es wichtig, die am häufigsten auftauchenden Blockaden in der Kommunikation erkennen zu können.

Rat geben ~ *„Du solltest Folgendes machen …“*

Beschwichtigen ~ *„Keine Sorge, es wird alles gut werden …“*

Kritisieren ~ *„Dein Problem ist, dass …“*

Zuschreibungen ~ *„In deiner Persönlichkeitsstruktur gibt es eine Fixierung auf …“*

Auf sich selbst übertragen ~ *„Ja, das habe ich auch schon einmal erlebt. Ich ...“*

Kreuzverhör ~ *„Warum hast du ... gefühlt?“, „Wie kommt es, dass ...“*

Proben ~ *„Gleich muss ich etwas sagen. Was sage ich?“*

Diagnostizieren ~ *„Ich glaube, dein Problem ist ...“*

Ablenken ~ *„Schon, aber ...“*

Moralisieren ~ *„Seinem Mann muss man gehorchen ...“*

Loben ~ *„Das machst du großartig ...“*

Projektion

Projektion ist die allzu menschliche Neigung, dass die Eigenschaften, die wir an uns selbst nicht wahrnehmen wollen, bei anderen stärker erscheinen.

Dieser Prozess setzt schon früh im Leben ein, wenn wir von dem ganz natürlichen Bedürfnis angetrieben werden, unseren Eltern zu gefallen und von ihnen Bestätigung zu bekommen. Dafür unterdrücken wir Wesenszüge in uns, die bei unseren Eltern Ablehnung hervorrufen würden.

Jede heftige Reaktion auf eine bestimmte Person oder Situation ist ein Anzeichen dafür, dass hier irgendeine Art von Projektion im Spiel ist.

Wer mehr über Projektion wissen möchte, dem empfehle ich Byron Katies Buch „The Work". „The Work" hilft uns nicht nur, unsere schmerzhaft falschen Einstellungen zu hinterfragen, sondern verschafft uns auch Erkenntnisse über unsere unbewussten Projektionen anhand von vier „lebensverändernden" Fragen.

Diese Fragen sind Aufforderungen, in uns zu gehen und uns genau anzusehen, was wir glauben; und uns zu überlegen, wie wir mit dem schmerzhaften Gedanken reagieren – und wie ohne ihn.

1. Ist es wahr?
2. Kannst du mit Sicherheit wissen, dass es wahr ist?
3. Wie reagierst du, wenn du diesen Gedanken glaubst?
4. Wer wärest du ohne diesen Gedanken?

Wenn man sich einer heftigen Reaktion auf etwas oder auf einen Menschen bewusst wird, kann man auch mit den folgenden Fragen die eigenen Projektionen genauer erforschen.

An wen erinnert mich diese Person?
Was empfinde ich gerade körperlich? Habe ich Angst? Bin ich wütend?
Traurig? Habe ich das Gefühl, meine Gefühle bestimmen zu können? Wenn nicht, wer ist der „Grund" für diese Gefühle?

Sage ich mir die ganze Wahrheit? Und dem anderen?
Was will ich in dieser Situation?
Wo habe ich diesen Blick auf die Dinge gelernt? Wie kam das?

Grenzen

Ein weiterer wichtiger Aspekt von Selbstverantwortung ist, Grenzen zu setzen. Man kann sich nicht wirklich um sich selbst kümmern, wenn man keine Grenzen hat. Eine gesunde Abgrenzung ist eine, die uns das Gefühl eines klar umrissenen physischen und emotionalen Raumes gibt, in dem wir unseren Aufgaben und Zielen nachgehen können.

Grenzen zu schaffen, ist ein natürlicher Entwicklungsprozess, in dessen Verlauf wir uns von der Mutter oder anderen wichtigen Bezugspersonen ablösen und vollständig erwachsen und autonom werden. Dieser Prozess wird von der Erziehung beeinflusst, von Kultur, Geschlecht, sozialem Umfeld und Lebenserfahrungen.

Drei Arten von Grenzen

Es gibt drei Arten von Grenzen, in denen wir uns an bestimmten Punkten unseres Lebens wiederfinden: Gemauerte, durchlässige und bewegliche Grenzen.

Im Folgenden wollen wir sie uns etwas genauer ansehen.

Gemauerte Grenzen – Sie lassen nicht viel durch, weder nach drinnen noch nach draußen.

Diese Menschen wirken sehr nüchtern und leidenschaftslos, kalt, distanziert und unerreichbar. Sie haben gelernt, sich gegen alles, was da kommen könnte, mit einer Barriere zu schützen. Sie können von nichts bewegt oder berührt werden.

Die durchlässigen Grenzen – Alles wird aufgenommen, und alles strömt ungehindert heraus. Diese Menschen nehmen den ganzen Schmerz der Welt auf ihre Schultern und werden leicht ausgenützt. Sie fühlen sich für alles und jeden verantwortlich. Sie wollen, dass alle es besser haben, und es fällt ihnen sehr schwer, Nein zu sagen.

Sie werden leicht aus der Ruhe gebracht, ihnen kommen rasch die Tränen, sie sind sehr wehrlos und verletzlich.

Bewegliche Grenzen – Diese Menschen kommen dem Ideal schon ziemlich nahe, mit wechselndem Erfolg. Sie wissen schon recht gut, was sie an sich herankommen lassen wollen und was nicht, und haben etwas mehr Kontrolle. Es ist schwieriger, sie auszunützen. Man kann sie aber noch ins Stolpern bringen in bestimmten Situationen, so dass sie weich werden und sich manipulieren lassen, oder man bringt sie dazu, zu mauern. In der Regel erkennen sie dann aber das Problem recht schnell und finden eine Lösung dafür.

14.

Einführung in die Grundtechnik Körper-Pulsing

„Der Körper ist die Quelle deines ganzen Lebens – was du daraus machst, ist deine Sache.“

OSHO

Um meine Schüler mit den verschiedenen Bewegungen vertraut zu machen, führe ich immer die folgende Übung in meinen Workshops vor, die vor allem den Tastsinn sehr gut schult, aber außerdem viel Spaß macht.

Zuerst werden drei Luftballons mit Wasser gefüllt: Einer halb voll, einer zu drei Vierteln voll und der dritte so voll wie möglich. Hebe einen Luftballon auf und halte ihn sanft zwischen beiden Handflächen. Beginne nun langsam, ihn zwischen den Händen hin und her zu schaukeln. Der Ballon soll dabei nicht von einer Hand in die andere gerollt werden, sondern weiter fest zwischen den Handflächen gehalten werden. Du wirst fühlen, wie sich das Wasser im Ballon bewegt. Je nachdem, wie du schaukelst, fühlt sich die Bewegung des Wassers rhythmisch und gleichmäßig an – oder sie ist irgendwie nicht im Rhythmus.

Jeder Körper hat seinen eigenen Rhythmus und seinen eigenen Takt beim Schaukeln, seine eigene Art, nach jedem Impuls zurückzuschwingen. Ist man zu langsam und fängt nicht rechtzeitig ab, wird die Bewegung angehalten und der gleichmäßige Rhythmus unterbrochen. Aber wenn die Hände von jeder Seite die Bewegung wieder aufnehmen, dann schwingt der Körper fast ganz von selbst wie ein Pendel.

Man muss den Rhythmus nicht selbst erzeugen, sondern einfach nur das Tempo finden, in dem der Körper – oder in diesem Fall der Ballon – wie von alleine schaukelt, und dieses Tempo dann mit den Händen so unterstützen und halten, dass man wenig selbst dazutut.

Anfänger wenden oft mehr Kraft auf, als notwendig wäre, und ziehen und stoßen, weil sie versuchen, die Bewegung selbst zu erzeugen. Das blockiert aber eher die Bewegung, als sie zu fördern.

GANZ ENTSPANNT ... Jeder Körper hat seinen eigenen Rhythmus und seinen eigenen Takt beim Schaukeln, seine eigene Art, nach jedem Impuls zurückzuschwingen. Ist man zu langsam und fängt nicht rechtzeitig ab, wird die Bewegung angehalten und der gleichmäßige Rhythmus unterbrochen. Aber wenn die Hände von jeder Seite die Bewegung wieder aufnehmen, dann schwingt der Körper fast ganz von selbst wie ein Pendel.

Man muss den Rhythmus nicht selbst erzeugen, sondern einfach nur das Tempo finden, in dem der Körper wie von alleine schaukelt, und dieses Tempo dann mit den Händen so unterstützen und halten, dass man wenig Aktion beisteuert.

Man kann sich das auch gut mit dem Bild eines geschwungenen Seiles vorstellen. Stellen wir uns ein Seil vor, das auf dem Boden liegt. Man braucht nur ein Ende in der Hand zu halten und kann trotzdem so Wellen erzeugen, die bis zum anderen Ende laufen. Das Gleiche gilt für das Pulsing am Körper. So kann man zum Beispiel von den Zehen aus Schwingungen erzeugen, die durch den ganzen Körper laufen.

DIE IM FOLGENDEN BESCHRIEBENEN PULSING-TECHNIKEN DIENEN NUR ZUR INFORMATION UND SIND NUR ZUM PERSÖNLICHEN GEBRAUCH.

SIE SIND KEIN ERSATZ FÜR DIE AUSBILDUNG IN EINEM WORKSHOP ZUM HOLISTIC PULSING.

15.

Einführung in die Grundtechnik Körperlinien-Pulsing

Auf dem Rücken liegend: Ganzkörperschaukeln und untere Körperhälfte.

Der Empfänger liegt auf dem Rücken. Stelle dich auf eine Seite des Empfängers, dein Körper ist dabei seinem Kopf zugewandt. Vergiss nicht, dass das Ziel ist, überall Bewegung zu haben: Lasse deine Hände am Körper, wenn du von einer Position in die andere wechselst, ohne das Schaukeln zu unterbrechen.

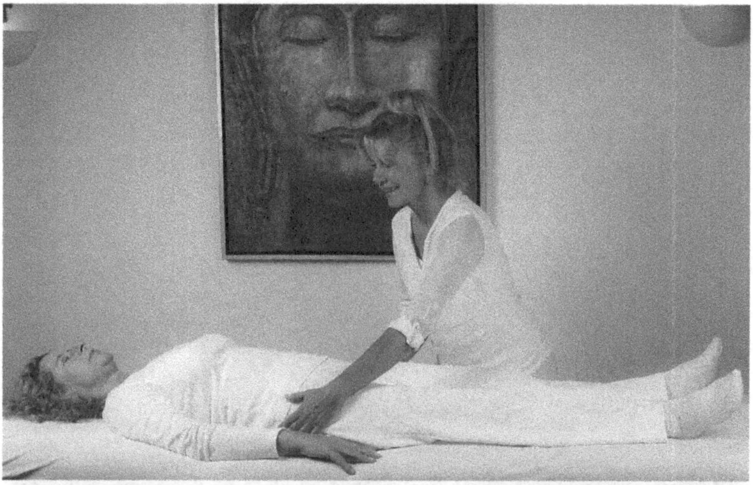

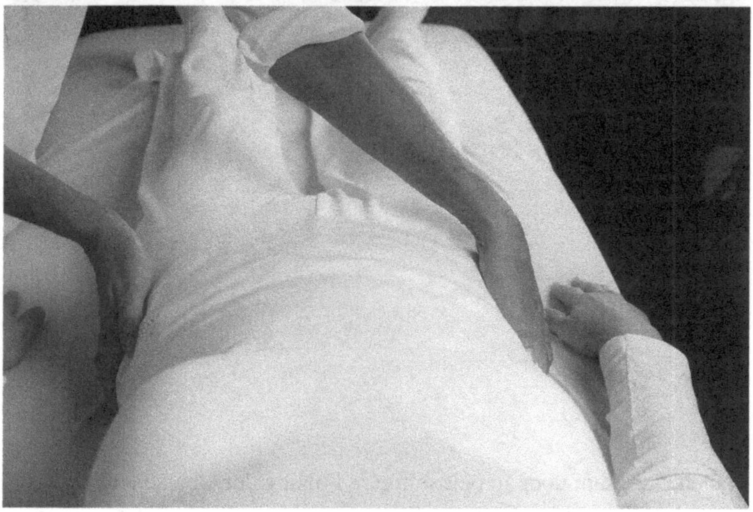

1. Lege deine Hände flach auf beide Seiten des Beckens. Körperschaukeln vom Becken aus. Achte auf gleichmäßige Haltung der Hände und darauf, dass alles bewegt wird. Verändere den Abstand und das Verhältnis zwischen größeren und kleineren Bewegungen. Achte darauf, wie sich dadurch der Körperimpuls verändert.

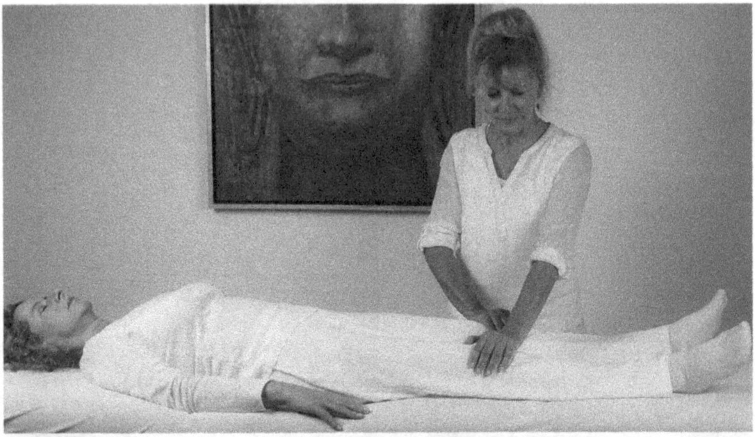

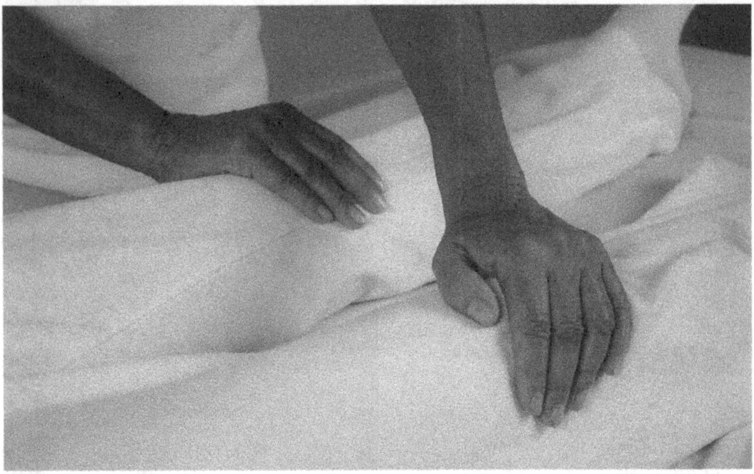

2. Gehe langsam über zu beidseitigem Pulsing der Oberschenkel. Achte darauf, dass die Schaukelbewegung des ganzen Körpers nicht unterbrochen wird. Gehe dann langsam über (mit den Händen seitlich an den Oberschenkeln oder auf ihnen) zu beidseitigem Pulsing der Knie.

Mache deine Hände hohl, damit der Druck auf die Knie nicht zu stark wird. Sehr kleine Impulse. Achte darauf, dass Bewegung da ist.

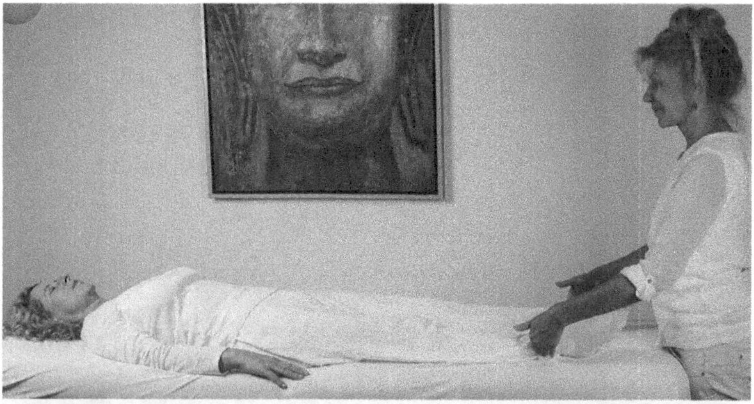

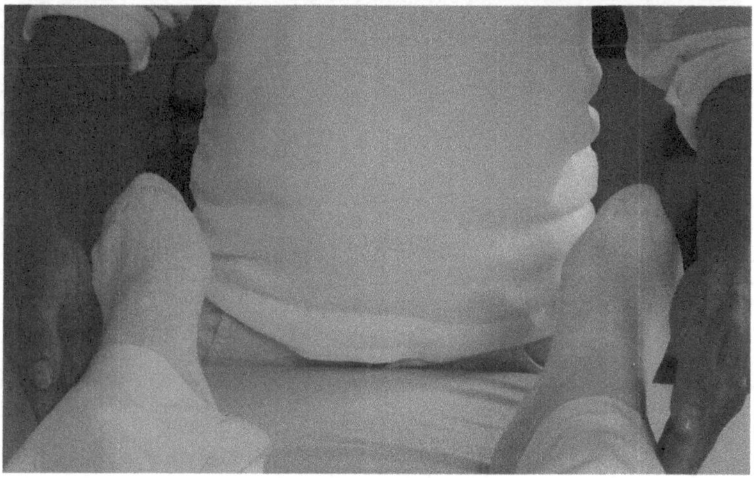

3. Gehe langsam über zu den Schienbeinen und weiter zu den Knöcheln, stelle dich dann auf die andere Seite des Tisches. Das Pulsing darf dabei nicht unterbrochen werden.

Achte darauf, dass alle Stellen des Körpers in Bewegung sind.

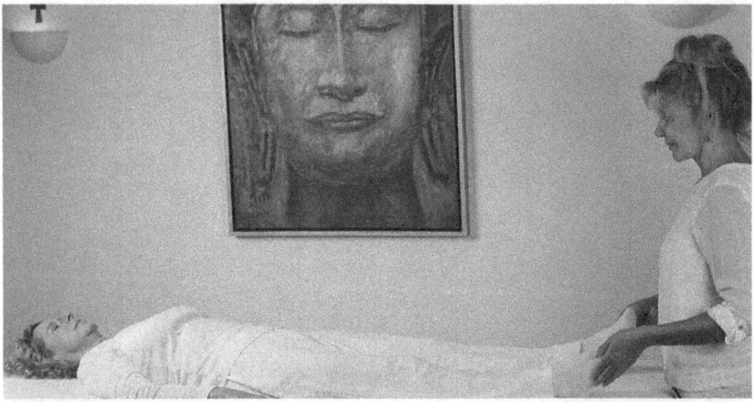

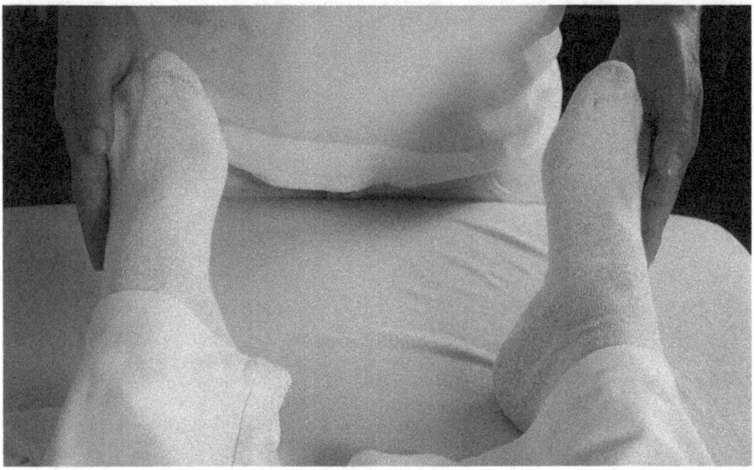

4. Setze das Pulsing fort, gehe von den Fußgelenken an den Seiten der Füße entlang und wieder zurück. Wiederhole diese Bewegungen 1-2 Minuten lang. (In dieser Position lassen sich wunderbar Blockaden und Bereiche eingeschränkter Bewegung im Körper feststellen. Das Ziel: Bewegung an jeder Stelle!)

Komme zur Ruhe, beende deine Bewegung.

Zusammenfassung auf dem Rücken liegend: Ganzkörperschaukeln und untere Körperhälfte.

Das Beckenschaukeln

Körperschaukeln vom Becken aus. Achte auf gleichmäßige Haltung der Hände und darauf, dass alles bewegt wird.

Experimentiere etwas: Verändere den Abstand und das Verhältnis zwischen größeren und kleineren Bewegungen. Achte darauf, wie sich dadurch der Körperimpuls verändert.

Gehe langsam über zu beidseitigem Pulsing der Oberschenkel. Gehe dann langsam über (mit den Händen seitlich an den Oberschenkeln oder auf ihnen) zu beidseitigem Pulsing der Knie. Mache deine Hände hohl, damit der Druck auf die Knie nicht zu stark wird. Sehr kleine Impulse. Achte darauf, dass Bewegung da ist.

Seitliches Fußpulsing

Gehe langsam über zu den Schienbeinen und weiter zu den Knöcheln. Stelle dich dann auf die andere Seite des Tischs. Das Pulsing darf dabei nicht unterbrochen werden. Achte darauf, dass alle Stellen des Körpers in Bewegung sind.

Setze das Pulsing fort, gehe von den Fußgelenken an den Seiten der Füße entlang und wieder zurück. Wiederhole diese Bewegungen 1-2 Minuten lang.

Komme zur Ruhe, beende deine Bewegung.

Im Liegen:
Pulsing der oberen Körperhälfte und Kernpulsing

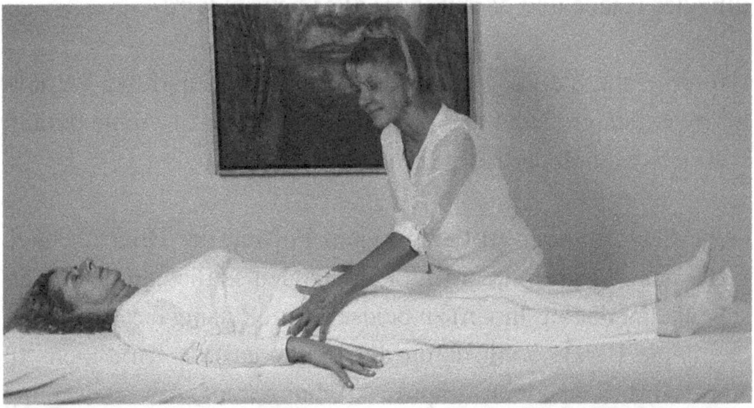

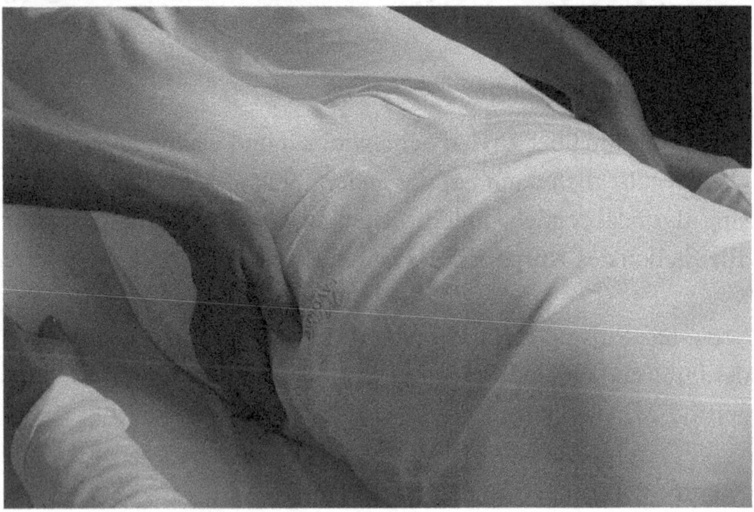

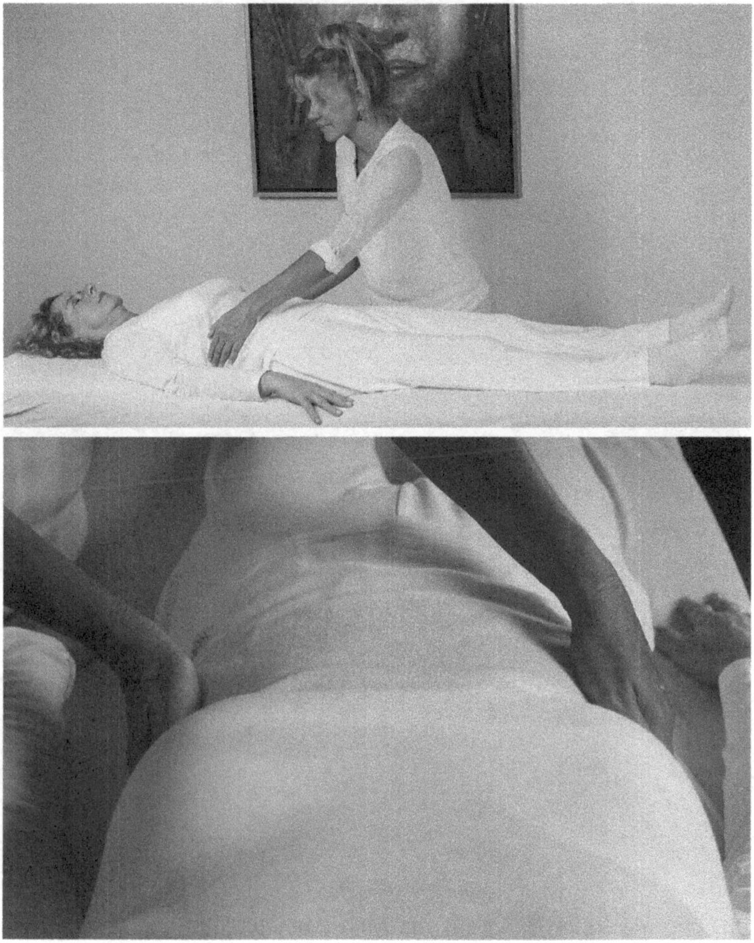

1. Beginne mit einem Beckenschaukeln, gehe dann über die Rippen hoch und mache das gefürchtete „Wenden in drei Zügen“.

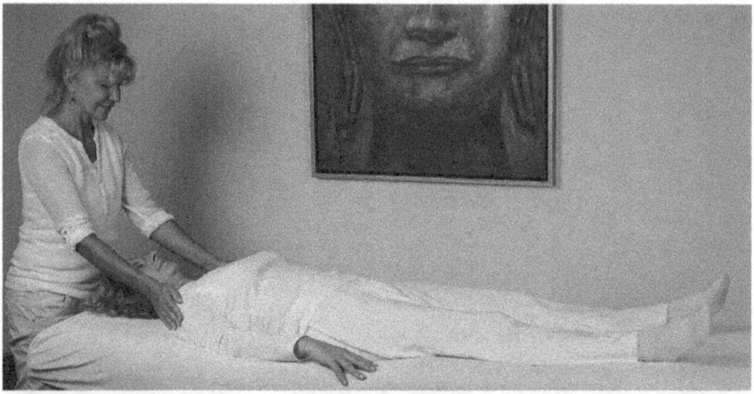

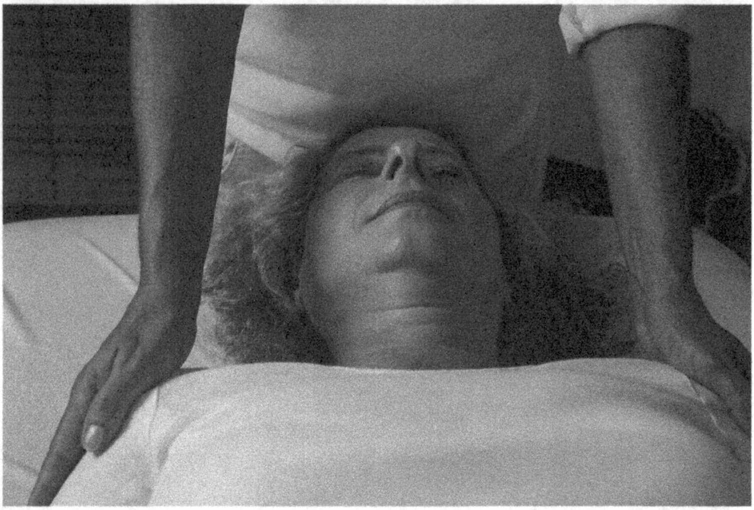

2. Lege die linke Hand auf die linke Schulter und mache dann ein Schulterpulsing von einer zur anderen Seite.

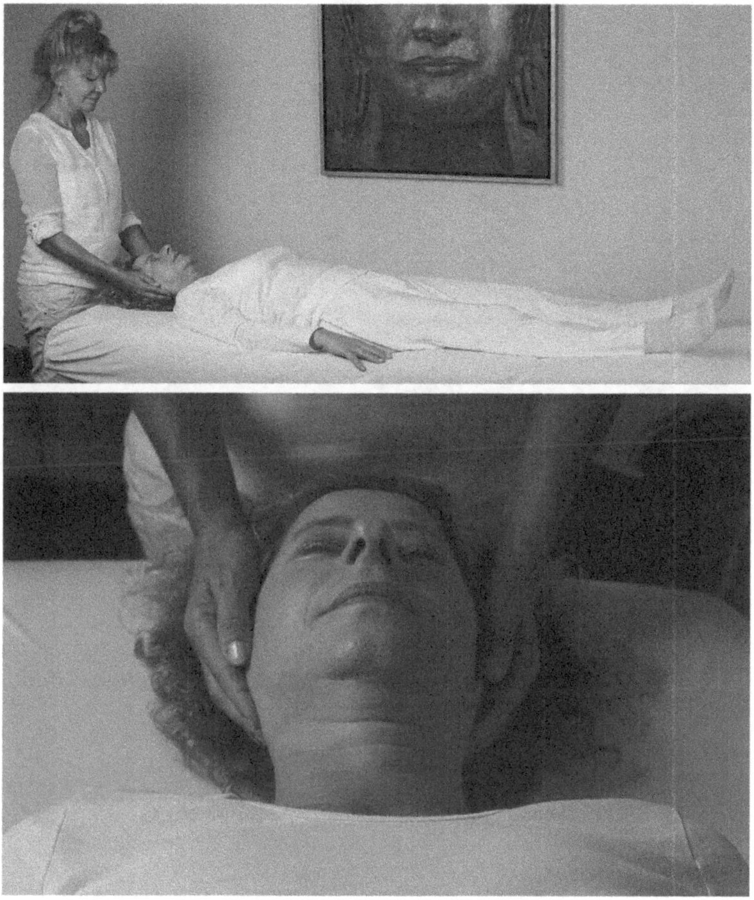

3. Kopfpulsing im Liegen – der Kopf liegt auf dem Massageliege, sanfte Impulse geben.
Beenden.

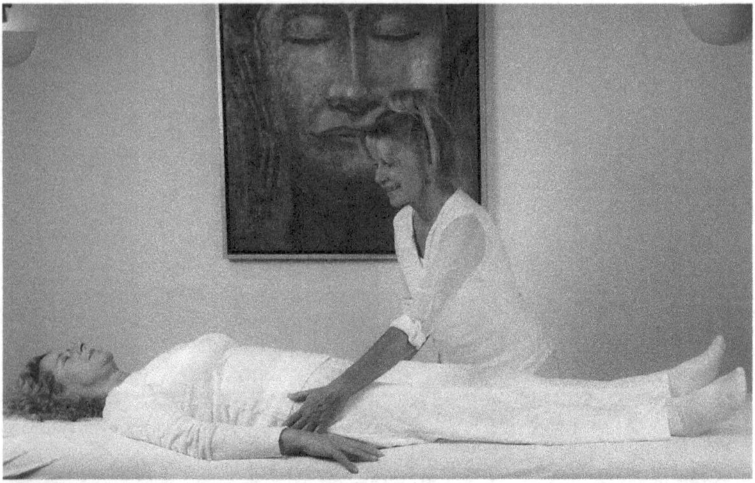

4. Abschließen mit Beckenschaukeln.

Auf dem Rücken: Pulsing der oberen Körperhälfte und Chakra-Pulsing

BECKENSCHAUKELN

Beginne wieder mit Körperschaukeln vom Becken aus. Achte auf gleichmäßige Haltung der Hände und darauf, dass alles bewegt wird. Experimentiere etwas: Verändere den Abstand und das Verhältnis zwischen größeren und kleineren Bewegungen. Achte darauf, wie sich dadurch der Körperimpuls verändert.

BRUSTKORBPULSING

Gehe weiter nach oben über Rumpf und Brustkorb bis zu dem Punkt „Wenden in drei Zügen". Bleibe auch beim Handwechsel in derselben rhythmischen, schaukelnden Bewegung.

SEITLICHES SCHULTERPULSING

Lege die linke Hand auf die linke Schulter und mache dann ein Schulterpulsing von einer zur anderen Seite. Dieses Pulsing darf gerne kräftig sein. Verlangsame das Pulsing und lasse es ausklingen.

KOPFPULSING

Als Nächstes wird der Kopf sanft gepulst. Der Kopf bleibt dabei auf dem Tisch liegen. Verlangsame das Pulsing und lasse es ausklingen.

KERNPULSING

Beginne wieder mit dem Chakra-Pulsing mit einer Hand; die Bewegung ist ein sanftes, vorsichtiges Vor- und Zurückschaukeln. Stelle dir vor, wie deine Hand sich langsam nach unten durch die Schichten der Aura bewegt.

Bleibe einige Zeit an diesem Punkt, gehe dann mit der Hand wieder durch die Schichten nach oben und bringe sie langsam und sanft in die nächste Position.

Gehe von der Körpermitte bis zum Scheitel und arbeite dich so vollständig durch die Chakras.

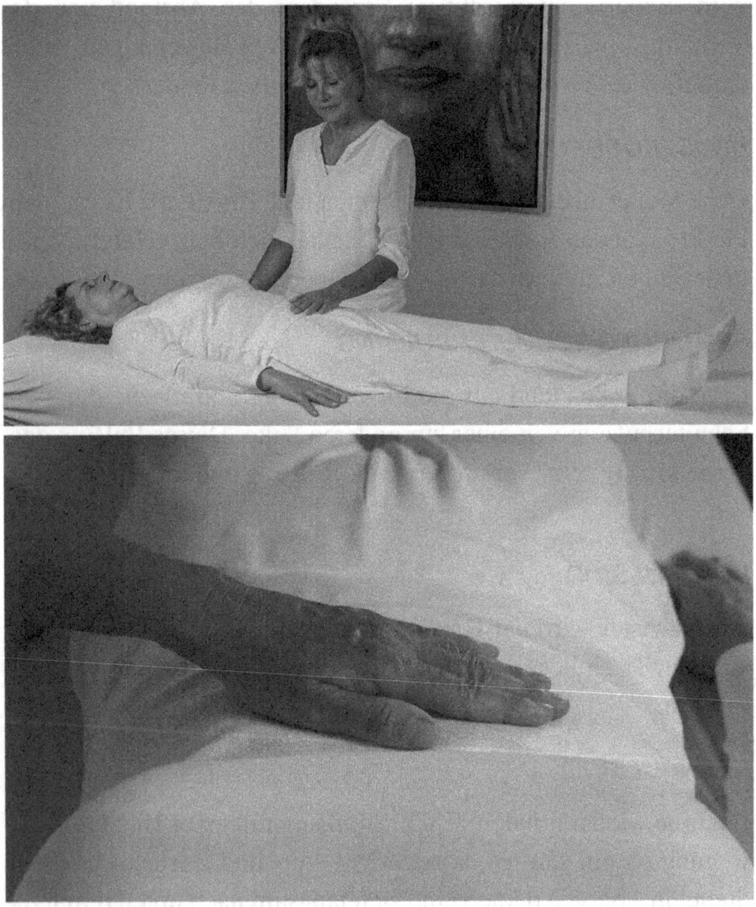

1.2. Chakra-Auflösung von emotionalen Blockaden durch sanftes Pulsen

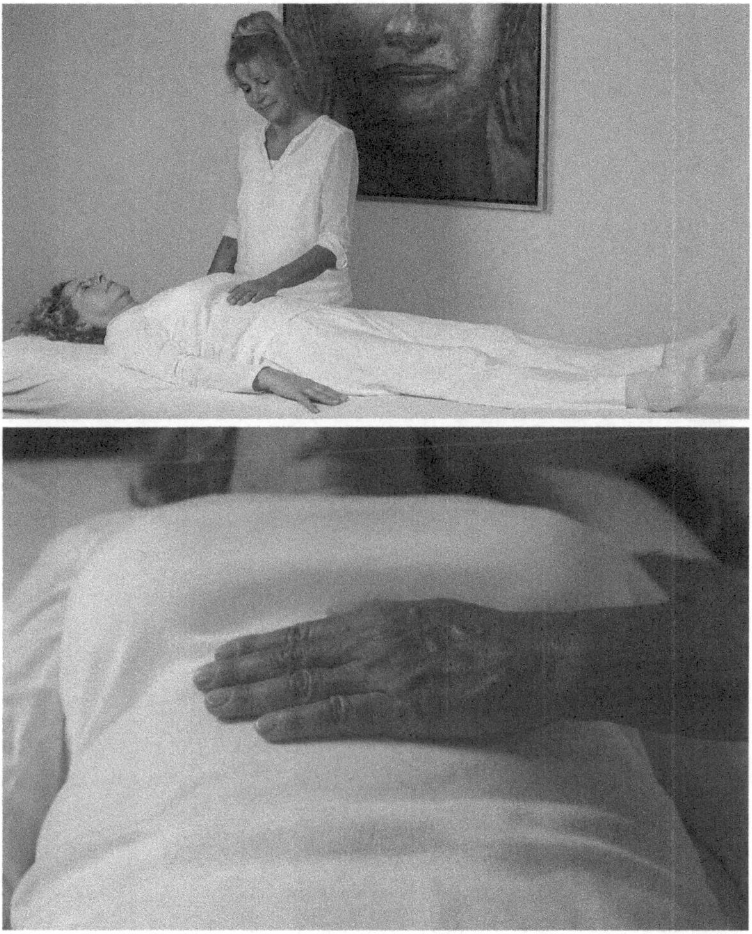

2. 3. Chakra-Auflösung von mentalen Blockaden durch sanftes Pulsen

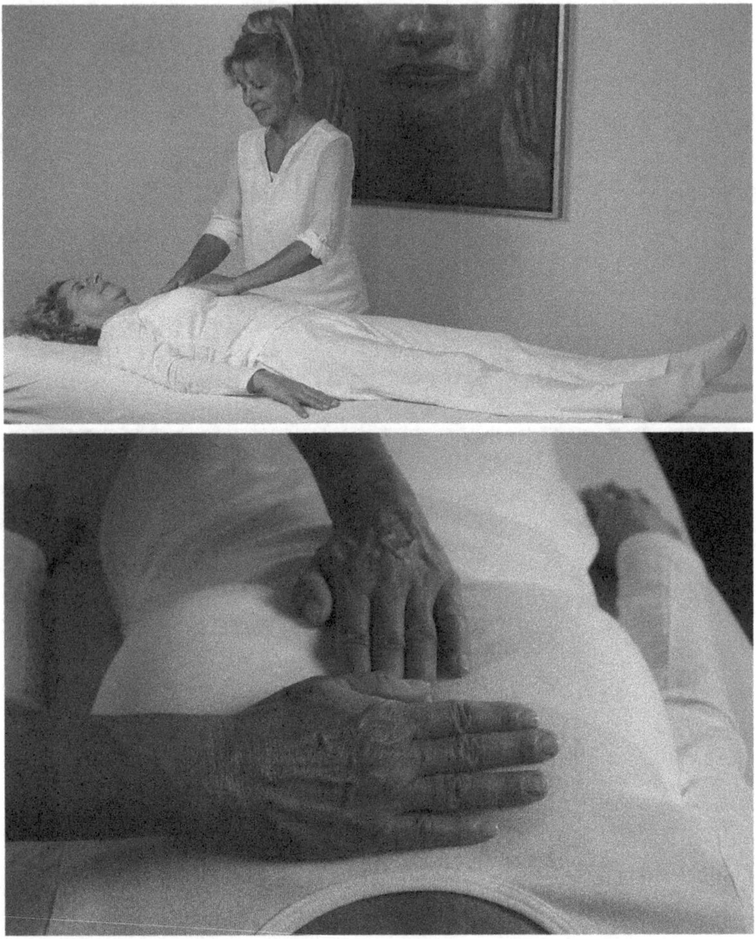

3. 4. Chakra-Auflösung von Verletzungen und Blockaden auf Herzensebene

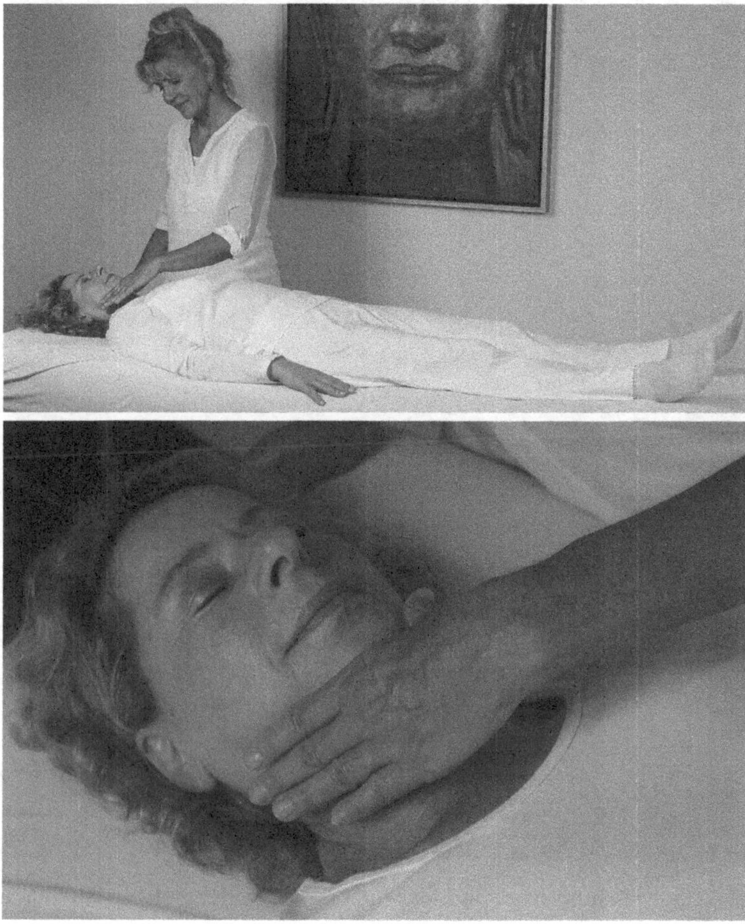

4. 5 Chakra-Auflösung von Kommunikations- und Sprach-Blockaden über das Hals-Chakra. Die Handinnenkante wird an das Kinn angelegt. Der Hals selbst wird nicht berührt.

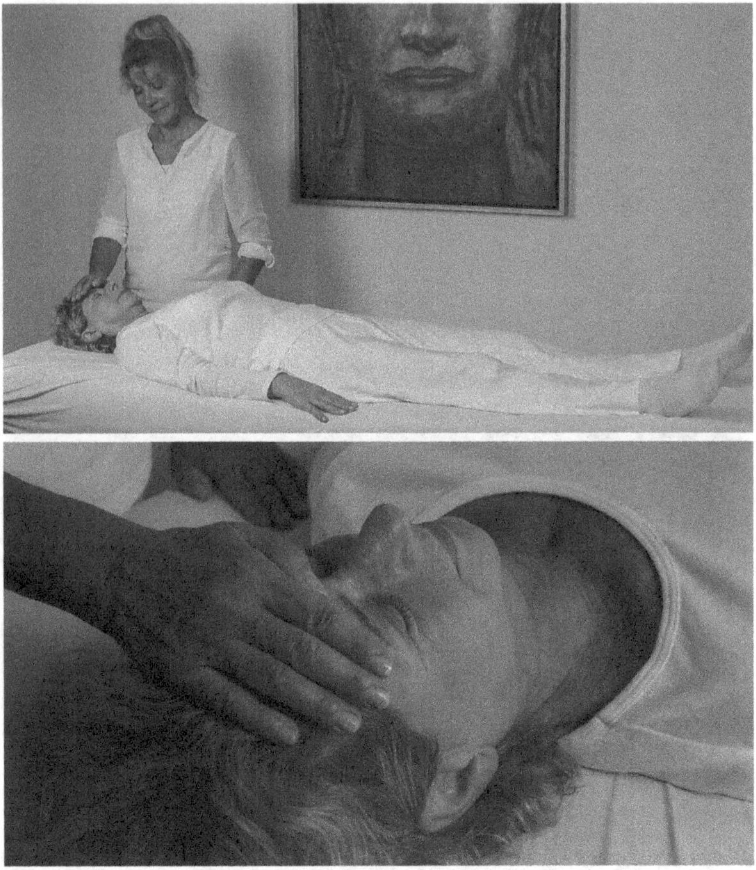

5. 6 Chakra-Auflösung von Blockaden zwischen der rechten und linken Gehirnhälfte über das Stirn-Chakra.

Anmerkung:

„Wir bestehen aus Energie und können, indem wir durch Bewegung mit dieser Energie arbeiten, nachhaltige positive Veränderungen in unserem Leben erreichen.“

Anhang 1

Fragen für den Körperdialog

Zugang zum Körper-Geist-System durch Dialog

1. Was ist die Funktion dieses Teils des Körpers?

2. Was ist es, das dir keine Ruhe lässt?

3. Wo ist der Widerstand, die Begrenzung?

4. Welche Gefühle halten die Muskeln mit ihrer Anspannung fest?

5. Was will dieser Teil deines Körpers dir in diesem Moment sagen?

6. Wie fühlt er sich an? Traurig, glücklich, frustriert etc.?

7. Was braucht dieser Teil deines Körpers? Man sollte nicht über die Antwort nachdenken, sondern einfach Gefühle, Bilder und Reaktionen ganz von selbst kommen lassen.

Nimm dir ein paar Buntstifte. Richte deine Aufmerksamkeit mit geschlossenen Augen nun ein paar Minuten lang auf die Bereiche, in denen du vielleicht Anspannung fühlst: Stress, Glück, Liebe, Schmerz, Freude, Lachen oder Traurigkeit. Nimm den Stift mit der Farbe, die das Gefühl am besten wiedergibt, und male den Bereich aus oder beschrifte ihn mit Zeichen.

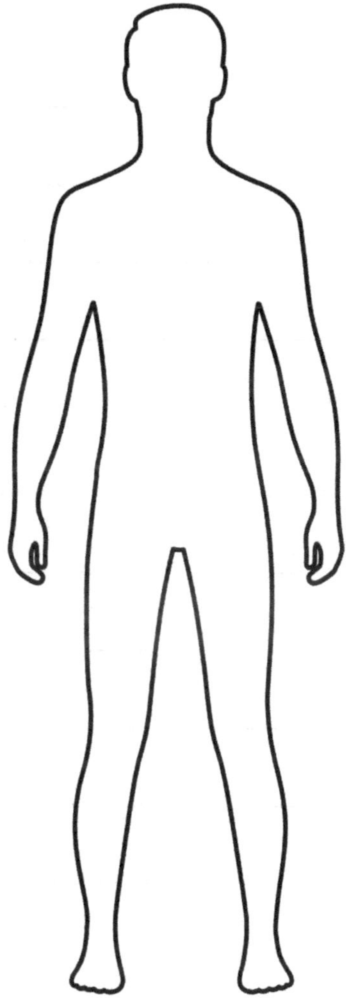

Bewerte deine Zeichnung nicht, lasse einfach alles kommen, halte nichts zurück.

Gehe als Nächstes die Fragen des Körperdialogs durch, um so anhand der körperlichen Äußerungen deines inneren Zustandes die jeweils benötigte Art von Heilung zu finden.

Notizen

Erfahrungsberichte

„Nachdem ich diese faszinierende Therapie selbst erlebt hatte, wollte ich unbedingt mehr darüber erfahren, wie sie wirkt. Das Gefühl nach der ersten Behandlung kann ich nur schwer beschreiben, aber ich war wirklich von der Art und der Stärke der Wirkungen überrascht! Das Gefühl von Entspannung war wunderbar und hielt ziemlich lange an. Und ich habe zwei kleine Kinder, also ist das schon etwas Besonderes!

Es blieb eine Art Leuchten in mir zurück, und ich fühlte, wie es sich weiter ausdehnte.
Auch jetzt, einige Wochen danach, spüre ich noch den Frieden und die Harmonie, die ich damals mit ganzem Körper fühlte. Dieses Bewusstsein."

Astrid Schratzentaler

„Vor etwas über einem Jahr lernte ich Holistic Pulsing durch Brigitte kennen, und ich kann ihr gar nicht genug danken. Es war eine unglaubliche Therapieerfahrung. Die Entspannung, die sich während der Behandlung einstellt, ist sanft und tief und hält Stunden, manchmal auch Tage an.

Im Laufe meiner Behandlungen durch Brigitte wurden mir wichtige Dinge bewusst, die ich sonst als beunruhigend empfunden hätte. Aber so, durch die sanfte Technik des Pulsing, stiegen sie sehr leicht an die Oberfläche und lösten sich ganz von allein.“

Erika Bauer

„Vor ein paar Monaten zog ich mir bei einem Sturz Verletzungen des Gewebes an beiden Beinen und am Steiß zu. Sebastian und das Holistic Pulsing spielten eine entscheidende Rolle im Heilungsprozess, denn das Pulsing ist so sanft, dass es keinen Druck auf den Körper ausübt und die Schmerzen nicht verschlimmert.“

Anna Huber

„Die gleichmäßige, sanfte Wiegetechnik hat zusammen mit Sebastians heilerischer Intuition meine Heilung deutlich verkürzt und mich mobiler und beweglicher gemacht. Gleichzeitig habe ich viel über mich selbst erfahren.“

Susanne Baumann

„Ich hatte während meiner Schwangerschaft mehrere Sitzungen Holistic Pulsing bei Brigitte und Sebastian.
Mit ihren sanften Berührungen geben sie einem ein Gefühl von Sicherheit, so dass man mit vollem Vertrauen ganz loslassen und sich auf die Erfahrung einlassen kann. Ich hatte das Gefühl, dass mir die Sitzungen während meiner Schwangerschaft gut taten. Sie hatten auf mich eine entspannende, beruhigende Wirkung, denn ich neige auch unter normalen Umständen schon zu Hyperaktivität. Außerdem hatte Holistic Pulsing auch eine inspirierende Wirkung auf mich.Es regte mich an zu Kreativität und neuen Ideen.“

Christine Schmid

Anhang 2

Die Deutsche Heilerschule

Wir freuen uns, dass Sie Interesse an einem auf Energie-Therapie, Heilung und Bewusstseinsschulung ausgerichteten Programm zeigen. Seit vielen Jahren beschäftigt sich das Lehrerteam der Deutschen Heilerschule mit diesen Themen und hat gemeinsam ein Programm entwickelt, das Ihnen die Möglichkeit bietet, sich selbst auf allen Ebenen Ihres Daseins besser kennen zu lernen und gleichzeitig für sich eine neue, pionierhafte Berufsrichtung einzuschlagen, die immer mehr Anerkennung im komplementärmedizinischen Bereich findet.

Die „Deutsche Heilerschule – Bildungsinstitut für Energieheilkunde“ wurde im Frühjahr 2005 gegründet. Sie ging aus der 2002 gegründeten deutschsprachigen „Camelot Akademie“ hervor.

In den vergangenen Jahren haben über 300 Studierende aus Deutschland, Österreich und der Schweiz den Ausbildungslehrgang besucht und zum Teil bereits abgeschlossen. Berufstätige aus ganz unterschiedlichen Richtungen, wie Lehrer, Ärzte, Krankenschwestern, Physio- und Massagetherapeuten, Körpertherapeuten, Psychologen und Psychiater, Sozialarbeiter, Sozialpädagogen, Heilpädagogen, Heilpraktiker, Yogalehrer, Grafiker, Künstlerinnen, Computerfachleute, Handwerker, Bankfachleute,

Mütter und Hausfrauen, Personen aus dem Management, Kauffrauen, Supervisoren und andere mehr, haben unsere Ausbildungsinhalte in ihre angestammten Berufe einfließen lassen. Sie haben sich so neben ihrem ursprünglichen Beruf ein zusätzliches Standbein geschaffen, um mehr ihrer inneren Berufung nachzugehen, oder haben vor sich auf dem Gebiet der Integrativen Energie-Therapie selbstständig zu machen.

Wir stehen Ihnen für Fragen im Zusammenhang mit der Ausbildung gerne auch in einem persönlichen Gespräch zur Verfügung.

Alle Menschen sollten ein tieferes Wissen über einen gesunden Körper, gefühlsmäßige und geistige Zusammenhänge haben, um ihr Leben und das Zusammenspiel mit ihren Mitmenschen zu verstehen, um die Zeit, die sie auf dieser Welt verbringen, harmonisch mit sich und ihrer Familie und Freunden zu durchleben. Nachdem offensichtlich auch der Wissenschaft allmählich dämmert, dass unsere Welt nicht von Materie, sondern von Geist oder vielmehr verdichteter Schwingung zusammengehalten wird, beginnt auch das alte Weltbild der materialistischen Medizin zu bröckeln. Krankheiten sind, um im Sinne der „reformierten Medizin“ zu sprechen, energetische Störfelder oder disharmonische Schwingungszustände und keine rein organischen Symptome.

Die Zukunft gehört der energetischen Medizin, die Behandlungen auf der „Mentalebene“ vorsieht, um dort vorhandene Dissonanzen energetisch wieder auszugleichen, was zwangsläufig auch die körperliche Ebene durchdringt. Die Komplementärmedizin bedient sich bereits heute der Methoden der energetischen Medizin, wie z.B. der Humanenergetik, der Holistic Pulsing Therapie, der Bioresonanz oder der Radionik.

Die Philosophie der Deutschen Heilerschule

Eine Garantie auf Heilung gibt es nicht, auch nicht im Rahmen schulmedizinischer Therapiekonzepte. Allerdings kann Geistiges Heilen zu Erfolgen beitragen, wenn es darum geht, Kraft des Geistes und göttlicher Gnade schwere Krankheiten zu lindern oder zum Stillstand zu bringen.

Mithilfe des Geistigen Heilens Körper, Geist und Seele wieder in Einklang zu bringen und die Selbstheilungskräfte zu mobilisieren, ist unser Ziel. Dabei ist die Qualitätssicherung und Kontrolle sowie Bestätigung dieser unterstützenden Heilungen durch die behandelnden aufgeschlossenen Schulmediziner wichtiger Bestandteil unserer Philosophie.

In der Deutschen Heilerschule versuchen wir, die optimale Betreuung jedes einzelnen Gastes zu gewährleisten durch inter-, beziehungsweise multidisziplinäre Kooperationen von Spezialisten, jeweils auf ihrem Gebiet des Geistigen Heilens.

Dieser Anspruch ist der Leitgedanke des täglichen Handelns in der Deutschen Heilerschule. Die Leitung der anerkannten Heilerschule, die im Teamgeist mit Humanenergetikern, Ärzten und Wissenschaftlern zusammenarbeitet, stellt sich dieser Herausforderung und Verantwortung Tag für Tag. Wir ergreifen jede Chance auf Heilung – möge sie noch so klein erscheinen.

In der Deutschen Heilerschule ergänzen wir so die Wege der Schulmedizin mit Hilfe der Heilkräfte des Geistes.

Unsere Leistungen:

Wir bieten im Team und im multidisziplinären Netzwerk von Dozenten und Lehrern des Geistigen Heilens ergänzende alternative Heilweisen sowie körperorientiere Therapieverfahren. In verantwortungsvoller Teamarbeit wird die optimale, individuell maßgeschneiderte Ausbildung jeden Schülers gewährleistet.

Unser Leitsatz:
Körper, Geist und Seele wieder in Einklang zu bringen, ist die Grundlage des Geistigen Heilens und mobilisiert Genesung bringende Kräfte.

Unser Erfolg:
Unsere Schüler fühlen sich bei uns wohl und betreut, sie profitieren ebenso von der idyllischen Lage des Hauses wie von der konzentrierten Zuwendung durch die Ausbildungen und Seminare.

Alle Ausbildungen finden auf einem Niveau statt, welches nicht mit üblichen und in Mode gekommenen „New Age“-Seminaren vergleichbar ist. Die Deutsche Heilerschule bringt Heiler und Therapeuten aus der Energieheilkunde hervor, die durch ihre Reife und ihre Ergebnisse herausragen. Um die hohe Qualität zu sichern, sind die Gruppen geschlossen und auf sechzehn Teilnehmer begrenzt.

Vorkenntnisse im Geistigen Heilen sind keine Bedingung für die Ausbildung. Es wird erwartet, dass nach Beginn der Ausbildung die erworbenen Kenntnisse in die Praxis umgesetzt werden.

Leitbild der Heilerschule

Wir sind ein Aus- und Weiterbildungsinstitut, das im Gebiet der Komplementärmedizin angesiedelt ist und eine Synthese von Energieheilkunde-Heiltechniken und humanenergetischen Lehrinhalten erfahrungsorientiert vermittelt.

Philosophie

Wir verstehen den Weg der Heilung als einen multidimensionalen Heilprozess, bei dem physische, emotionale, mentale und spirituelle Aspekte des Seins als untrennbares Ganzes betrachtet werden. Wir vertreten die Auffassung, dass ein Therapeut seine Klienten nur zu den Orten führen kann, die er in sich selbst im eigenen inneren Prozess erforscht hat.

Wir stellen den Menschen in den Mittelpunkt.

Wir legen Wert auf Toleranz, Respekt und Achtung vor der Einzigartigkeit unseres Gegenübers.

Unsere Schule

Menschlichkeit, Warmherzigkeit und Authentizität sind Leitmotive für unseren Lehrkörper. Damit schaffen wir ein motivierendes Lernklima. Gut organisierte Strukturen unterstützen Lehrende und Studierende und schaffen dadurch die Voraussetzungen für einen optimalen Lernprozess. Wir begleiten die Studierenden mit viel Engagement und unterstützen sie, damit sie ihre Fähigkeiten entwickeln und ihr Potenzial entfalten können.

Wir lassen neueste Erkenntnisse auf allen Fachgebieten laufend in unseren Unterricht einfließen und gestalten diesen nach den heutigen Ansprüchen der Erwachsenenbildung.

Unsere Studierenden

Wir vermitteln den Studierenden berufliche Kompetenzen, damit sie als Energie-Therapeuten in eigener Praxis arbeiten können. Wir unterstützen sie in ihrer Persönlichkeits- und Bewusstseinsentwicklung, damit sie ihre Sozialkompetenzen erweitern und dadurch die Qualität ihrer persönlichen und beruflichen Beziehungen bereichern und verbessern können, unabhängig davon, ob sie den Beruf des Energie-Therapeuten oder des Heilers ausüben werden.

Wir pflegen einen offenen Umgang mit den Studierenden; ihre Anliegen sind willkommen und werden ernst genommen. Wir sind offen für Menschen verschiedener Altersstufen mit unterschiedlicher Vorbildung. Wir sind offen gegenüber jeglicher Art von Religion oder spiritueller Praxis, solange diese in positiver Absicht im Dienste der Menschheit ausgeübt wird.

Online unter http://www.deutsche-heilerschule.de finden Sie ebenfalls Informationsmaterial zu allen Ausbildungen aus den Bereichen:
Human-Energetik
Ausbildung HumanQuantenenergetik & spirituellen Heiler
Vital-Energetik
Ausbildung Massagetherapeut
Ausbildung Holistic Pulsing
Psycho-Energetik
Ausbildung Beziehungs-Praktiker
Familienstellen & Aufstellungsworkshops
Meta-Energetik
Schamanismus-Ausbildung
Medialer Lebensberater Ausbildung

Reiki-Einweihung
Engel-Seminare
Bio-Energetik
Geologischer Berater
Heilkräuter-Berater
Räucher-Berater

weitere Bücher aus dem Crotona Verlag

Maria L. Schasteen
Duft-Medizin
Ätherische Öle und ihre therapeutische Anwendung

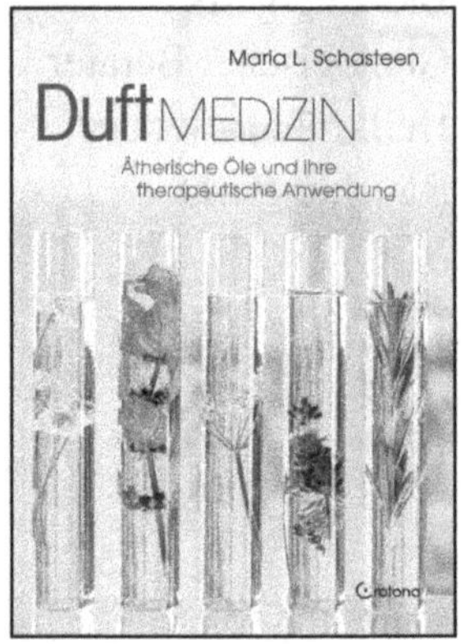

Dieses Buch entwickelt die uralte Aromatherapie weiter zu einem neuen Ansatz des energetischen Heilens. Pflanzendüfte wirken nicht nur angenehm oder beruhigend, sie verbessern nicht nur die Raumatmosphäre, sondern sie können, wissend eingesetzt, eine nachhaltig heilsame Wirkung ausüben. Maria Schasteen, aufbauend auf einer jahrzehntelangen Erfahrung als Aromatherapeutin, weist den Weg in einen neuen Heilungskosmos, der bisher ungekannte Möglichkeiten für eine alternative Energiemedizin aufzeigt.
978-3-86191-074-9, Broschur, 224 S.
Crotona Verlag

Falk Mieschendahl
HumanFlow
Die Kunst, dich selbst kennenzulernen
Eine praktische Anleitung

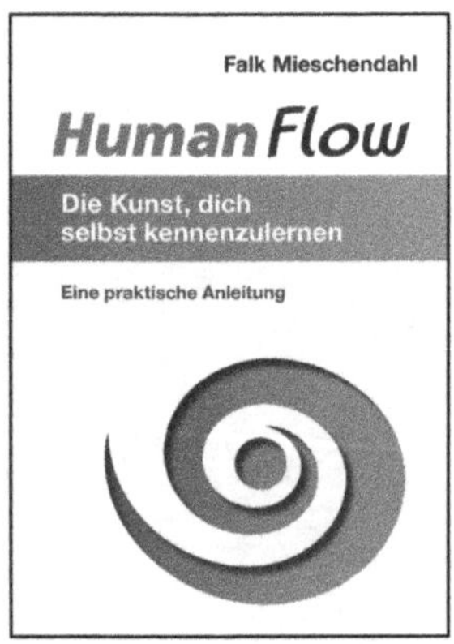

Ein praktisches Handbuch mit zahlreichen Übungen zur Selbstfindung, für Achtsamkeits-Meditationen und zur Angstüberwindung. Es zeigt die Hintergründe für Sinnkrisen auf und weist Wege, um die Selbstheilungskräfte des Menschen zu stärken.
978-3-86191-070-1, HC, 224 S.
Crotona Verlag

Katina Makris
Autoimmunerkrankungen – Das Immunsystem durch Energiemedizin heilen

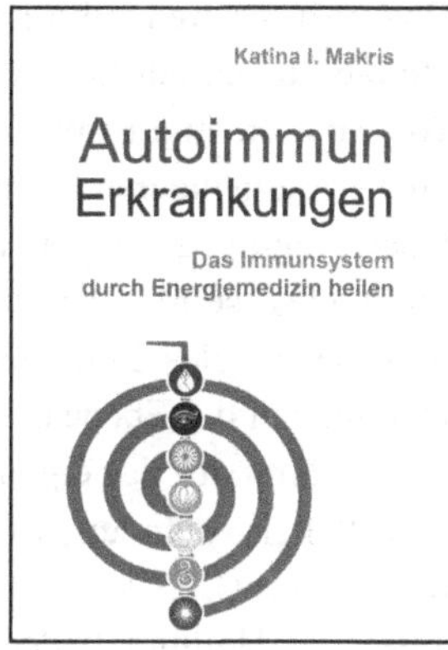

Immunerkrankungen haben einen inneren Hintergrund. Ohne die geistig-seelische Dimension zu berücksichtigen, greifen alle Therapieansätze zu kurz.
Die Autorin richtet ihre Aufmerksamkeit auf das Chakra-System und entdeckt Wege, um über die energetische Struktur des Menschen sein Immunsystem zu heilen.
Mit diesem revolutionären Buch legt die Therapeutin nicht nur ihre Forschungsergebnisse vor, sondern zeigt auch Heilungsformen auf, die individuell im Alltag genutzt werden können.
978-3-86191-075-6, HC, 500 S.
Crotona Verlag

Hans Stolp
Organspende
Übertragen Organe Bewusstsein?

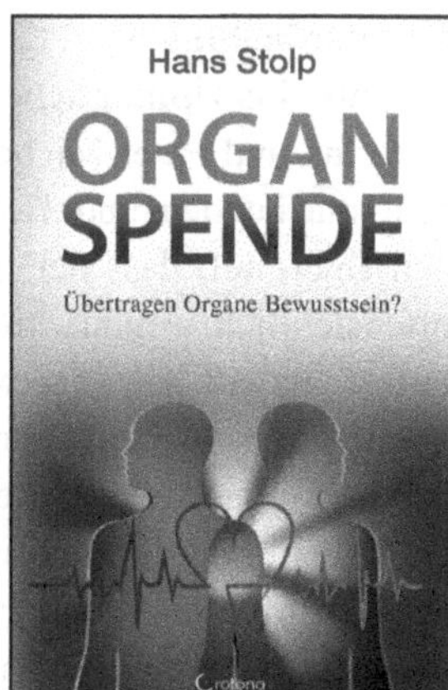

Die Verknüpfung spiritueller Erkenntnisse und wissenschaftlicher Forschungen in einem Buch, das die Kontroverse über Organspenden neu entfachen wird!
978-3-86191-077-0,
Klappenbroschur, 160 S.
Crotona Verlag

K. u. P. Michel
Das universelle Heilungsfeld
Heilen aus einem neuen Bewusstsein

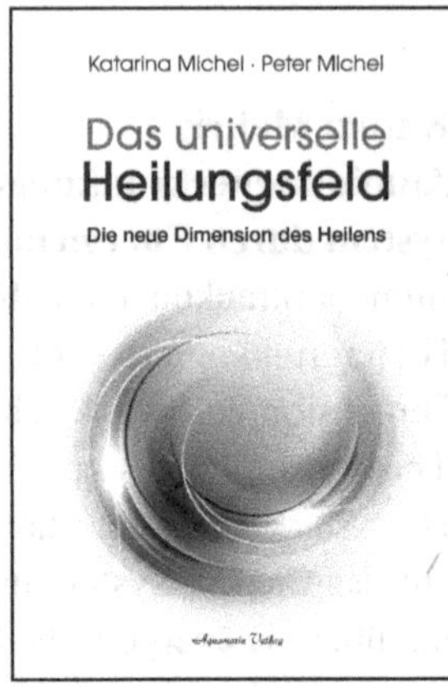

Wer sich ernsthaft mit Krankheit und Heilung auseinandersetzt, der wird zu der Überzeugung gelangen: Heilung geschieht im Bewusstsein! Aufgrund dieser Einsicht muss auch alles Bemühen um nachhaltige Heilung auf der Ebene des Bewusstseins ansetzen. Nur wer das eigene Denken, Fühlen und Wollen verändert, wird auch die Faktoren beeinflussen können, die Krankheiten auslösen. Heilung bedeutet also in erster Linie innere Veränderung. Die Verknüpfung mystischer Erkenntnisse und wissenschaftlicher Forschungen in einem neuen Menschenbild, das Heilung und geistiges Erwachen vereint!
978-3-89427-756-7
HC, 192 S., Aquamarin Verlag

K. u. P. Michel
Spontanheilung
Warum das Unmögliche doch geschieht

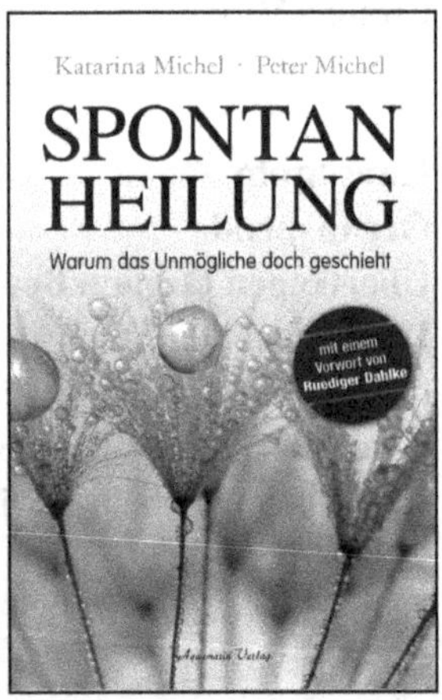

Katarina und Peter Michel zeigen in ihrem Mut machenden und Hoffnung schenkenden Buch auf, dass der „Heilungskosmos“ offensichtlich weitaus größer und mannigfaltiger ist, als das gegenwärtige orthodoxe medizinische Weltbild annimmt. Es geschehen die ungewöhnlichsten Heilungen auf meist völlig unerwartete Weise. In diesem Buch werden zahlreiche Fallbeispiele dokumentiert. Es scheint auch hinter den kaum fassbaren „Wunderheilungen“ eine verborgene Ordnung zu liegen. Ein ermutigendes Werk, das wieder einmal die alte Wahrheit belegt: „Wer nicht an Wunder glaubt, ist kein Realist!“
978-3-89427-673-7, HC, 192 S.
Aquamarin Verlag

Wer nicht an Wunder glaubt, ist kein Realist

Shannon McRae
Heilung durch Energiemedizin erfahren

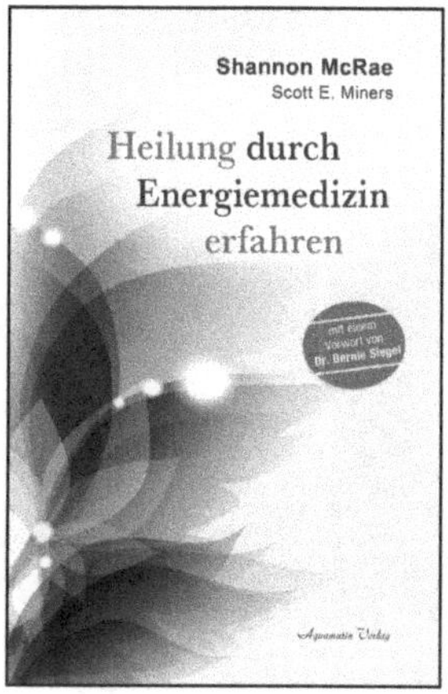

Eine der berühmtesten Heilerinnen der USA, ist in der Lage, erkrankte Mitmenschen auch über Tausende von Meilen hinweg zu heilen. Sie hat erkannt, dass der Geist alle Begrenzungen überschreitet. In diesem fesselnden Buch schildert sie ihre einzigartige Lebensgeschichte sowie viele außergewöhnliche Heilungen. Zudem gibt sie zahlreiche Hinweise, um die Gesetzmäßigkeiten des Geistigen Heilens auch im eigenen Leben anzuwenden. Zurzeit sicher eines der faszinierendsten Bücher über das Geistige Heilen!
978-3-89427-765-9, HC,
280 S., Aquamarin Verlag

Renée Bonanomi Heilung geschieht im Bewusstsein

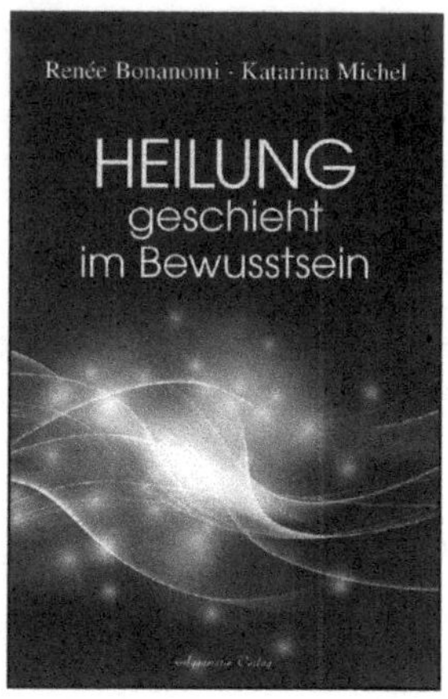

Als Fazit und Schlussstein ihrer heilerischen Arbeit legt Renée Bonanomi nunmehr ein Buch vor, in dem sie nachweist, dass ein Faktor von entscheidender Bedeutung ist – das Bewusstsein. Die Hauptaufgabe eines Heilers besteht darin, seinem Patienten einen Zugang zu seiner eigenen Innerlichkeit zu verschaffen; denn dort liegen in den meisten Fällen die Ursachen für eine Erkrankung. Nur wer sich über die Kraft seiner Gedanken, Gefühle und Wünsche im Klaren ist, beginnt zu verstehen, welche körperlichen Entwicklungen diese geistigen Prozesse auslösen.
978-3-89427-702-4, HC, 160 S., Aquamarin Verlag